Original title: Benvenuti a Cervellopoli
Text and illustrations by Matteo Farinella
Coloring by Matteo Farinella and Marie de Beaucourt
Copyright © 2017 Editoriale Scienza Srl, Firenze-Trieste.
www. editorialescienza.it
www.giunti. it
The simplified Chinese edition is published by arrangement with Niu Niu Culture.

**图书在版编目（CIP）数据**

疯狂大脑城 / (意) 马特奥·法莱拉著；何森译. — 沈阳：辽宁科学技术出版社，2019.2
ISBN 978-7-5591-0473-1

Ⅰ.①疯… Ⅱ.①马… ②何… Ⅲ.①大脑 – 少儿读物 Ⅳ.①R338.2-49

中国版本图书馆CIP数据核字(2017)第273507号

出版发行：辽宁科学技术出版社
　　　　　（地址：沈阳市和平区十一纬路25号　邮编：110003）
印 刷 者：广州市番禺艺彩印刷联合有限公司
经 销 者：各地新华书店
幅面尺寸：230mm × 300mm
印　　张：6
字　　数：60千字
出版时间：2019年2月第1版
印刷时间：2019年2月第1次印刷

责任编辑：姜　璐
封面设计：许琳娜
版式设计：许琳娜
责任校对：徐　跃

书　　号：ISBN 978-7-5591-0473-1
定　　价：49.80元

投稿热线：024-23284062　1187962917@qq.com
邮购热线：024-23284502

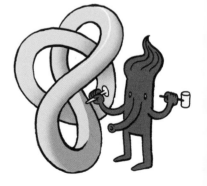

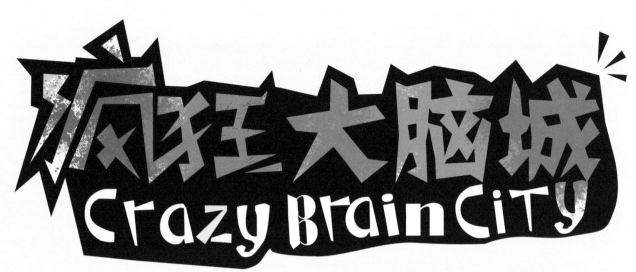

（意）马特奥·法莱拉 著

何森 译

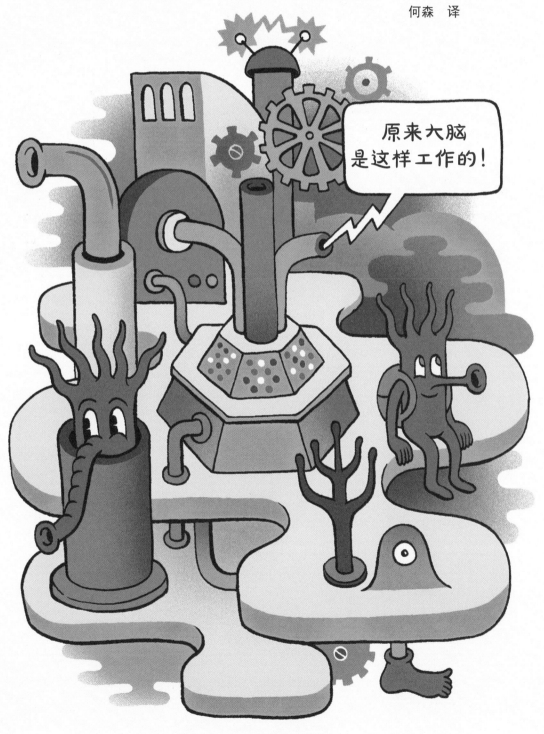

辽宁科学技术出版社

·沈阳·

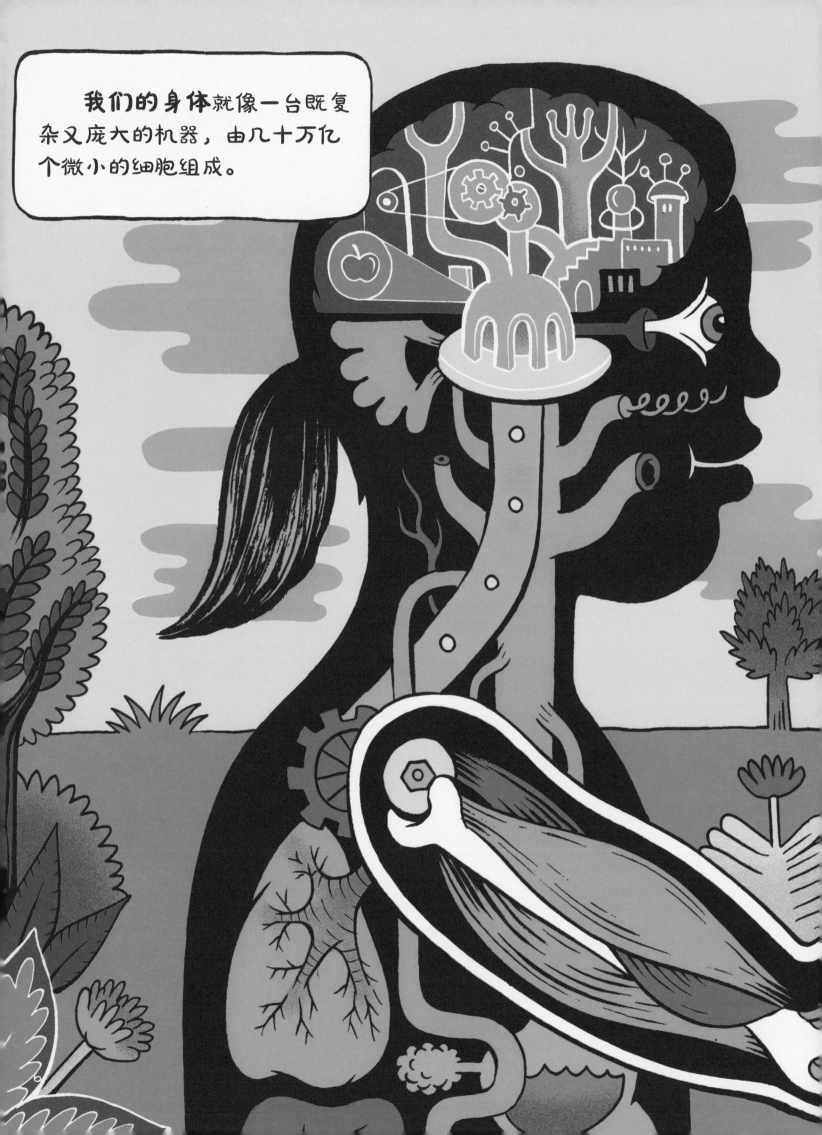

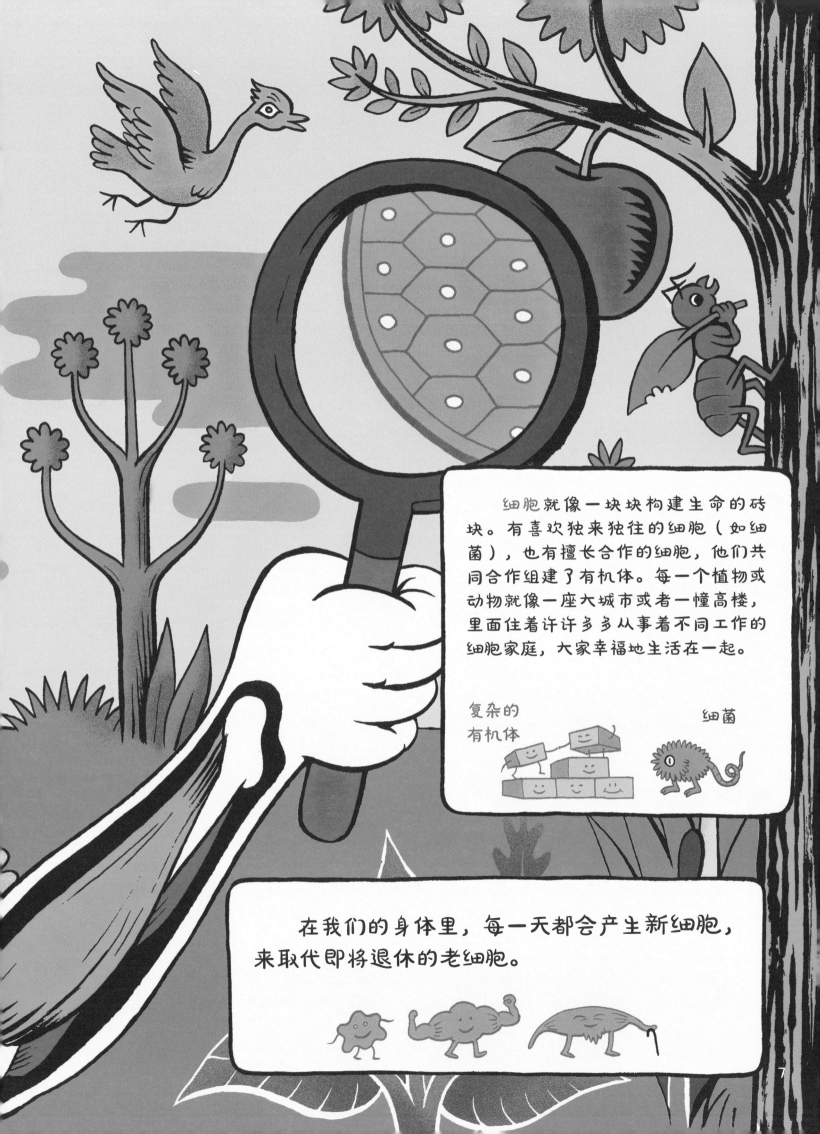

细胞就像一块块构建生命的砖块。有喜欢独来独往的细胞（如细菌），也有擅长合作的细胞，他们共同合作组建了有机体。每一个植物或动物就像一座大城市或者一幢高楼，里面住着许许多多从事着不同工作的细胞家庭，大家幸福地生活在一起。

复杂的
有机体                          细菌

在我们的身体里，每一天都会产生新细胞，来取代即将退休的老细胞。

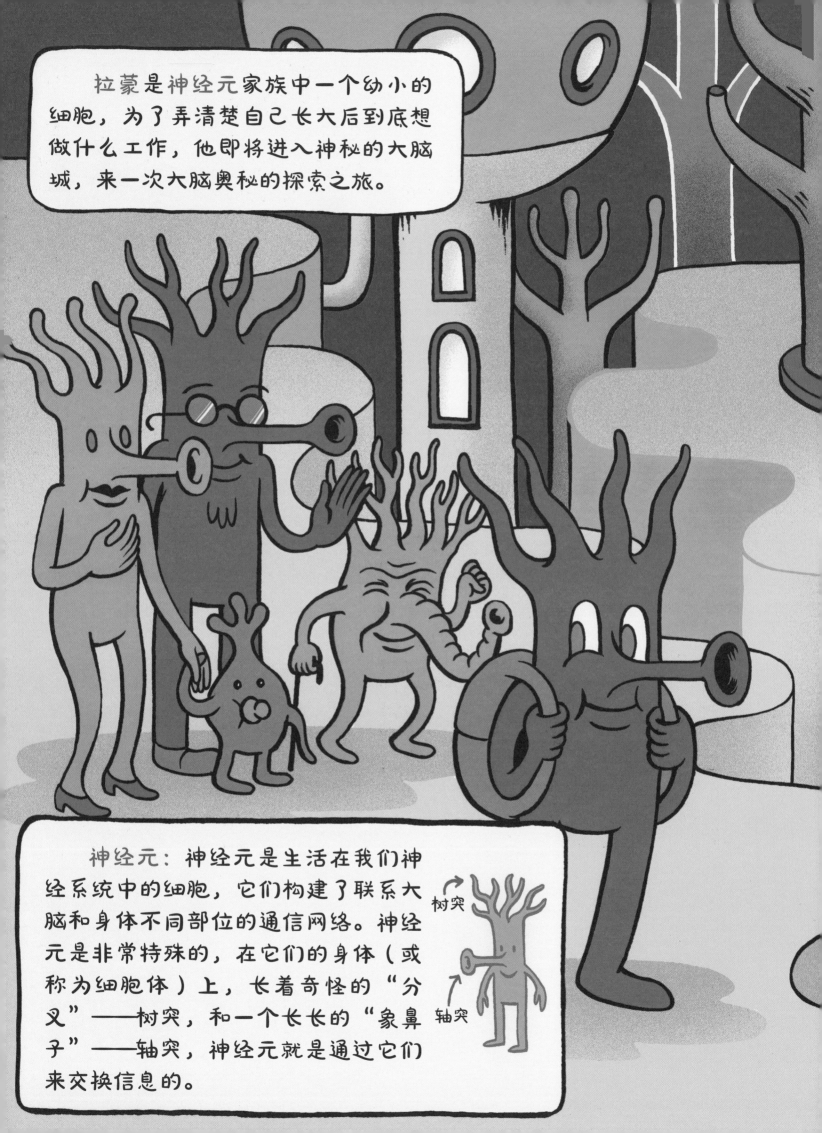

拉蒙是神经元家族中一个幼小的细胞，为了弄清楚自己长大后到底想做什么工作，他即将进入神秘的大脑城，来一次大脑奥秘的探索之旅。

神经元：神经元是生活在我们神经系统中的细胞，它们构建了联系大脑和身体不同部位的通信网络。神经元是非常特殊的，在它们的身体（或称为细胞体）上，长着奇怪的"分叉"——树突，和一个长长的"象鼻子"——轴突，神经元就是通过它们来交换信息的。

树突

轴突

瞧，拉蒙和他的老师卡米正准备乘坐脊髓电梯去往他们的第一站——被称为大脑接待中心的**丘脑**。

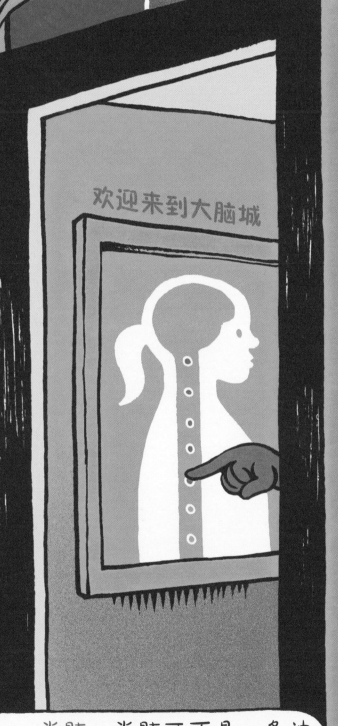

欢迎来到大脑城

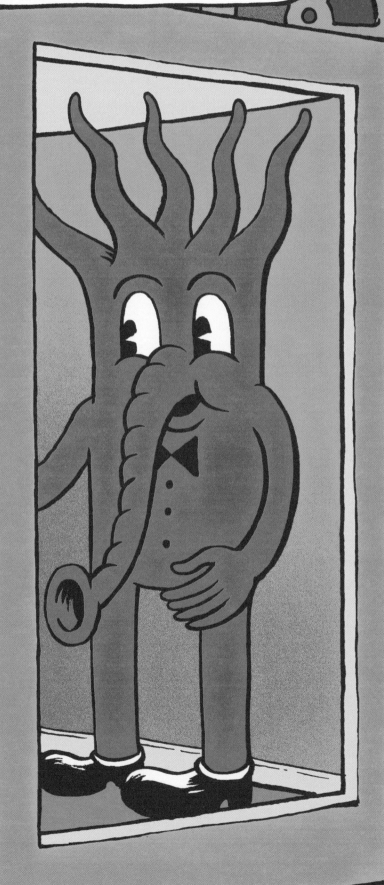

脊髓：脊髓可不是一条神经，而是一组神经集合，它们藏在脊柱里，由脊柱负责保护。脊髓和大脑共同组成了人类的中枢神经系统。

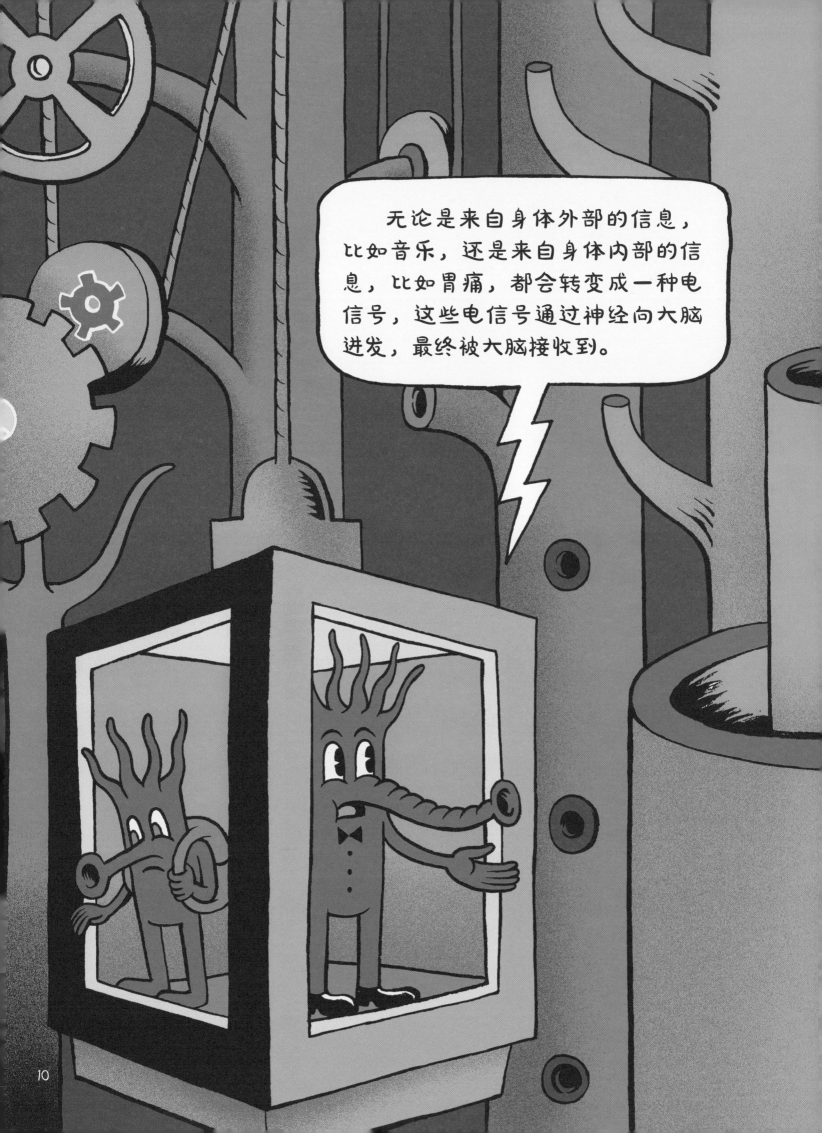

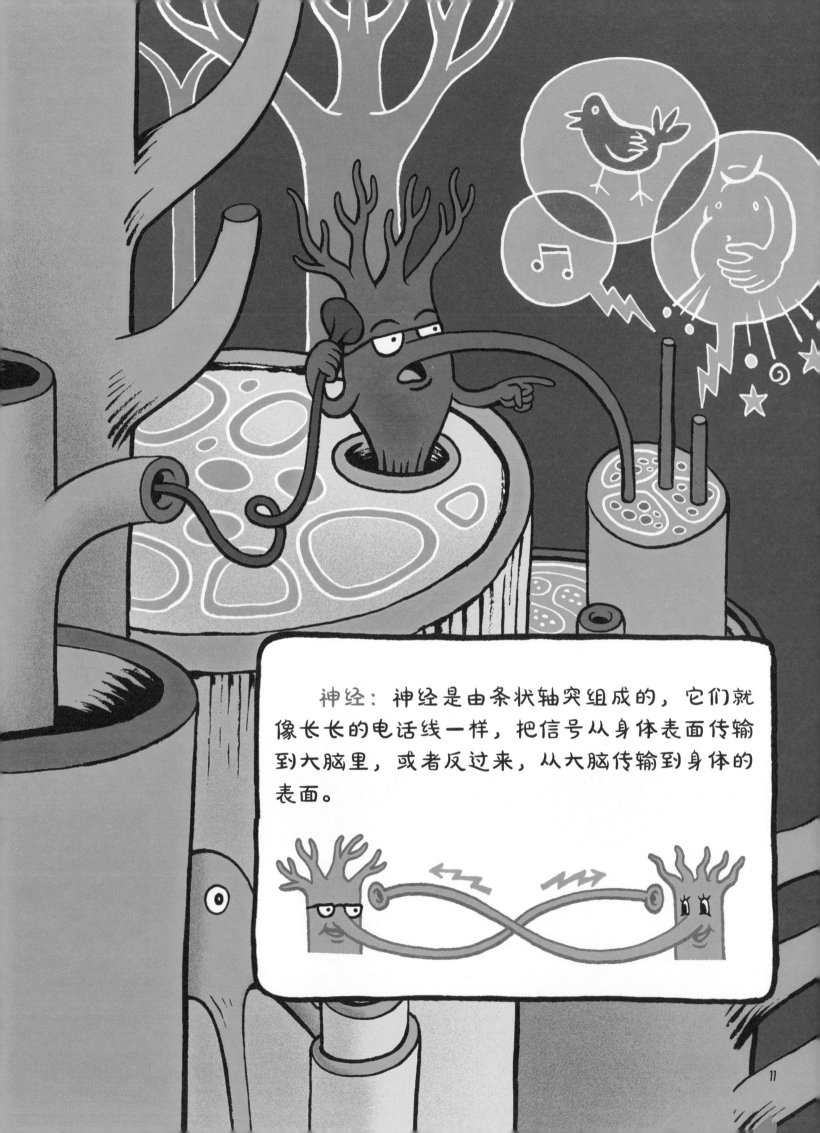

神经：神经是由条状轴突组成的，它们就像长长的电话线一样，把信号从身体表面传输到大脑里，或者反过来，从大脑传输到身体的表面。

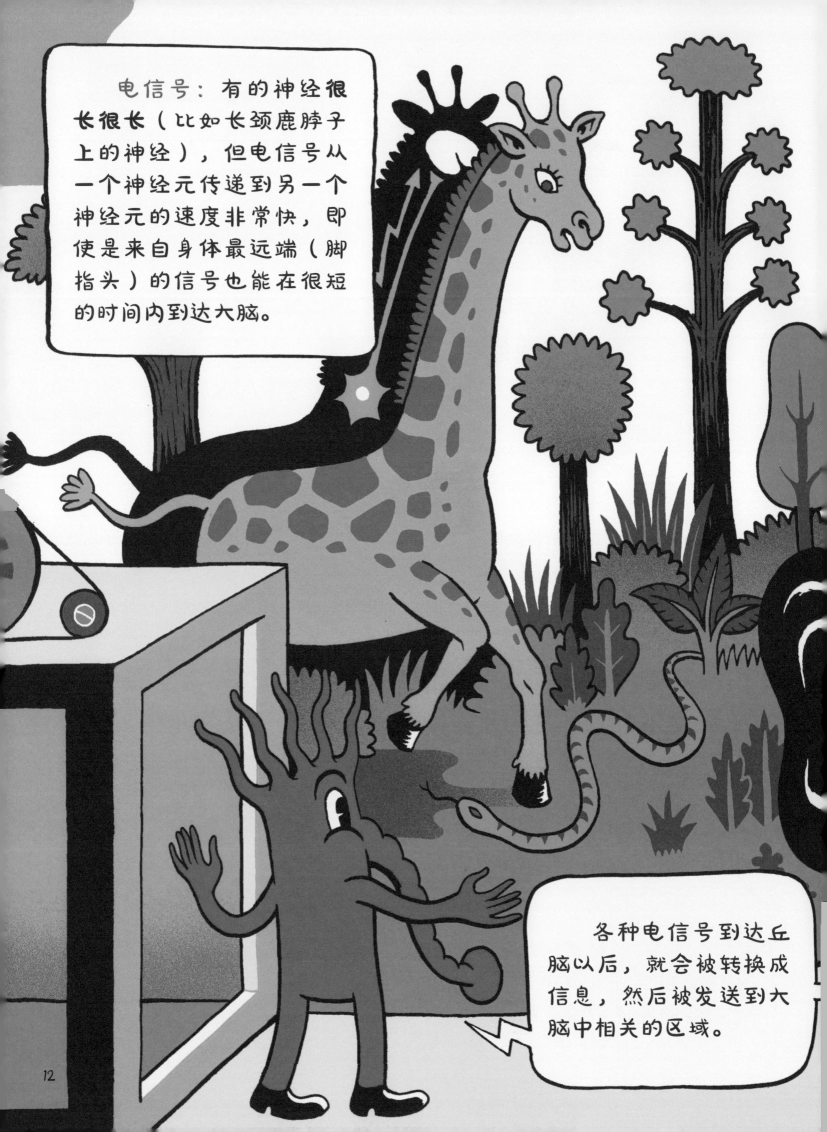

电信号：有的神经很长很长（比如长颈鹿脖子上的神经），但电信号从一个神经元传递到另一个神经元的速度非常快，即使是来自身体最远端（脚指头）的信号也能在很短的时间内到达大脑。

各种电信号到达丘脑以后，就会被转换成信息，然后被发送到大脑中相关的区域。

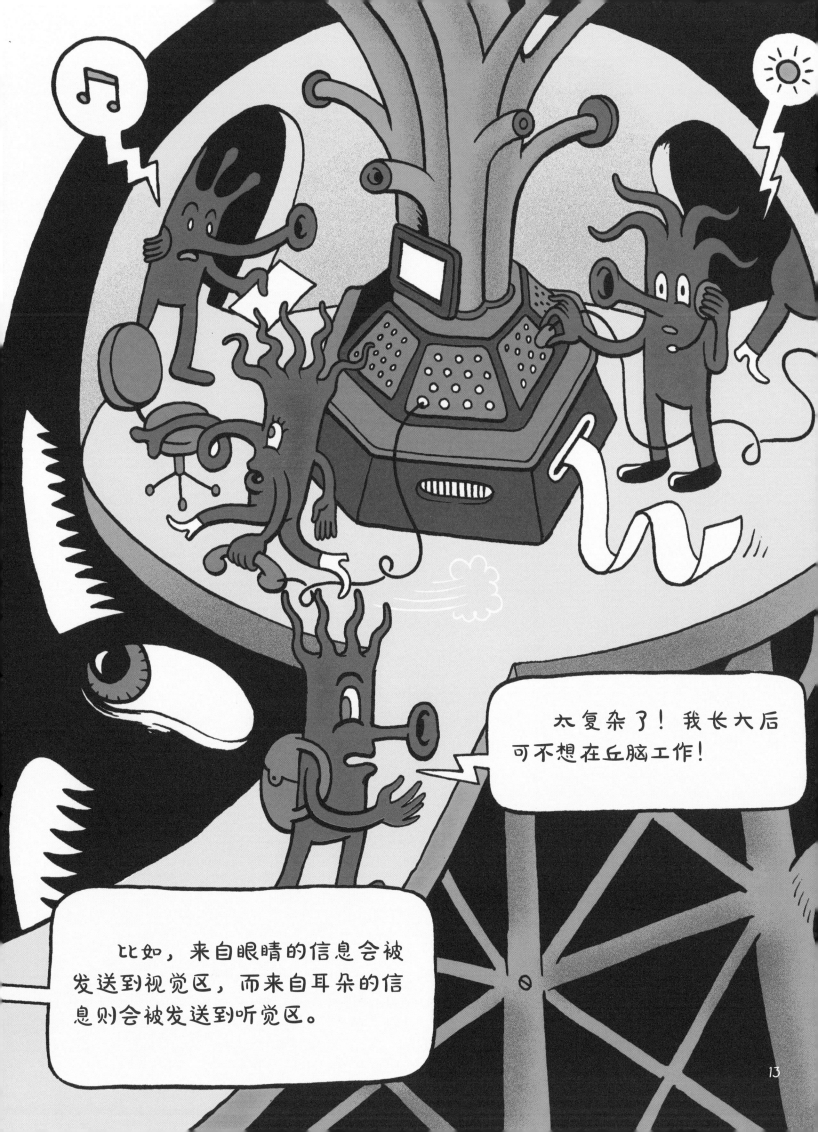

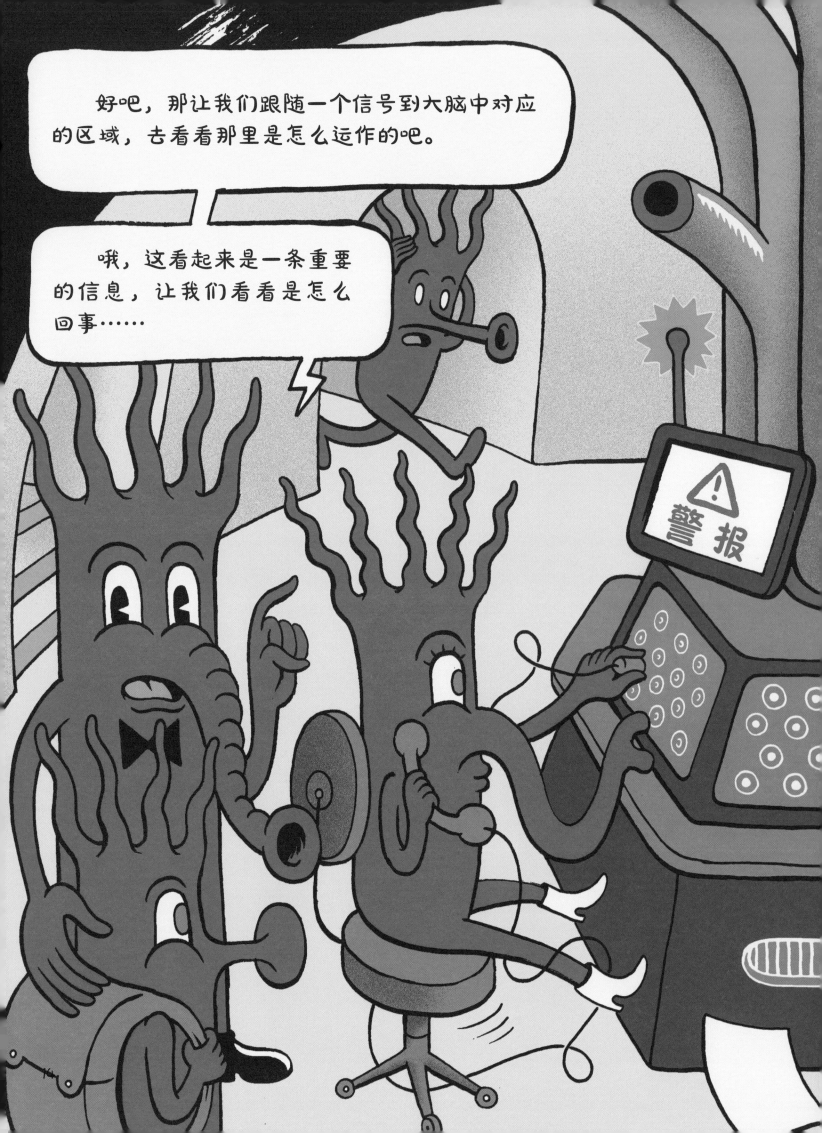

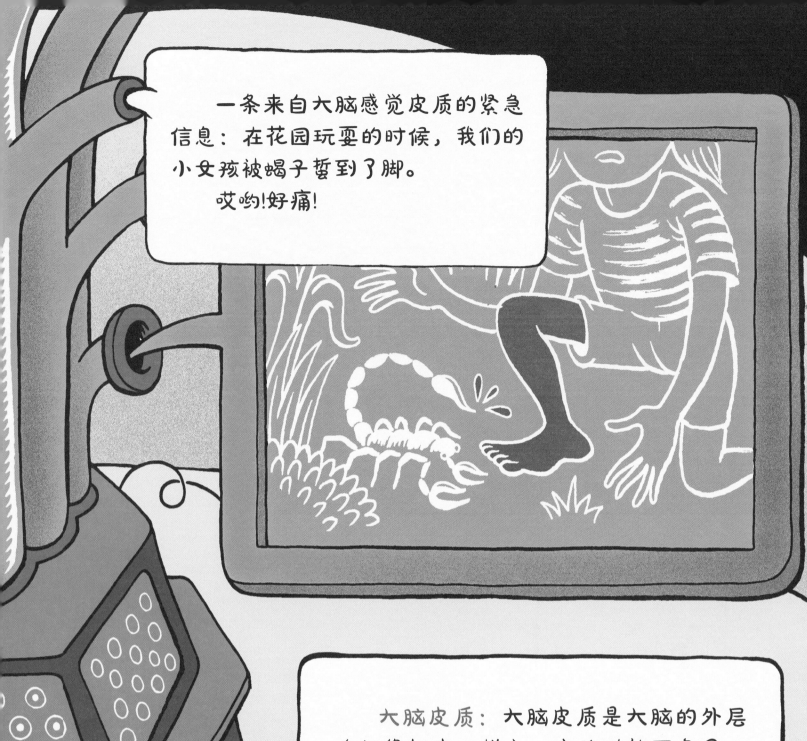

一条来自大脑感觉皮质的紧急信息：在花园玩耍的时候，我们的小女孩被蝎子蜇到了脚。

哎哟！好痛！

大脑皮质：大脑皮质是大脑的外层（就像树皮一样），它的功能可多了。比如，每个感官在这里都有对应的专门区域（味觉、视觉、触觉、嗅觉和听觉）。此外，它还有更多"高级"的功能区域，比如负责写作或解决数学问题的区域。

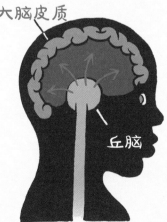

大脑皮质

丘脑

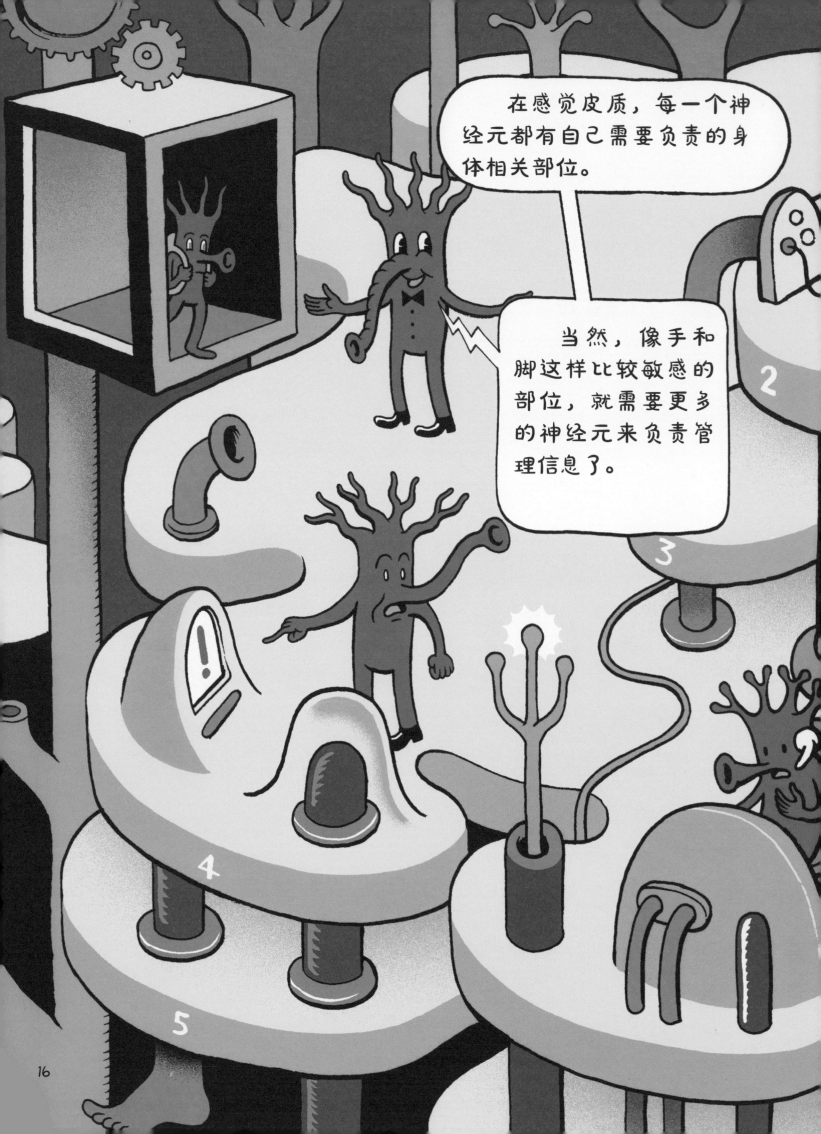

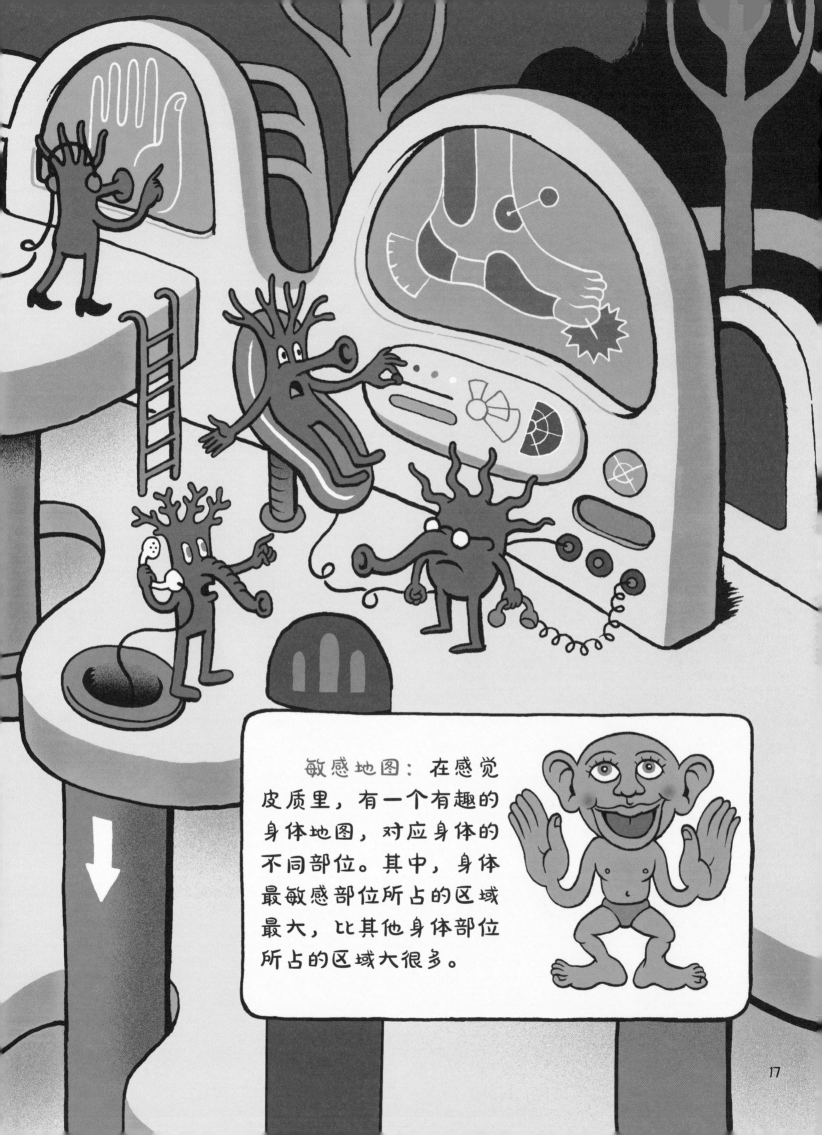

敏感地图：在感觉皮质里，有一个有趣的身体地图，对应身体的不同部位。其中，身体最敏感部位所占的区域最大，比其他身体部位所占的区域大很多。

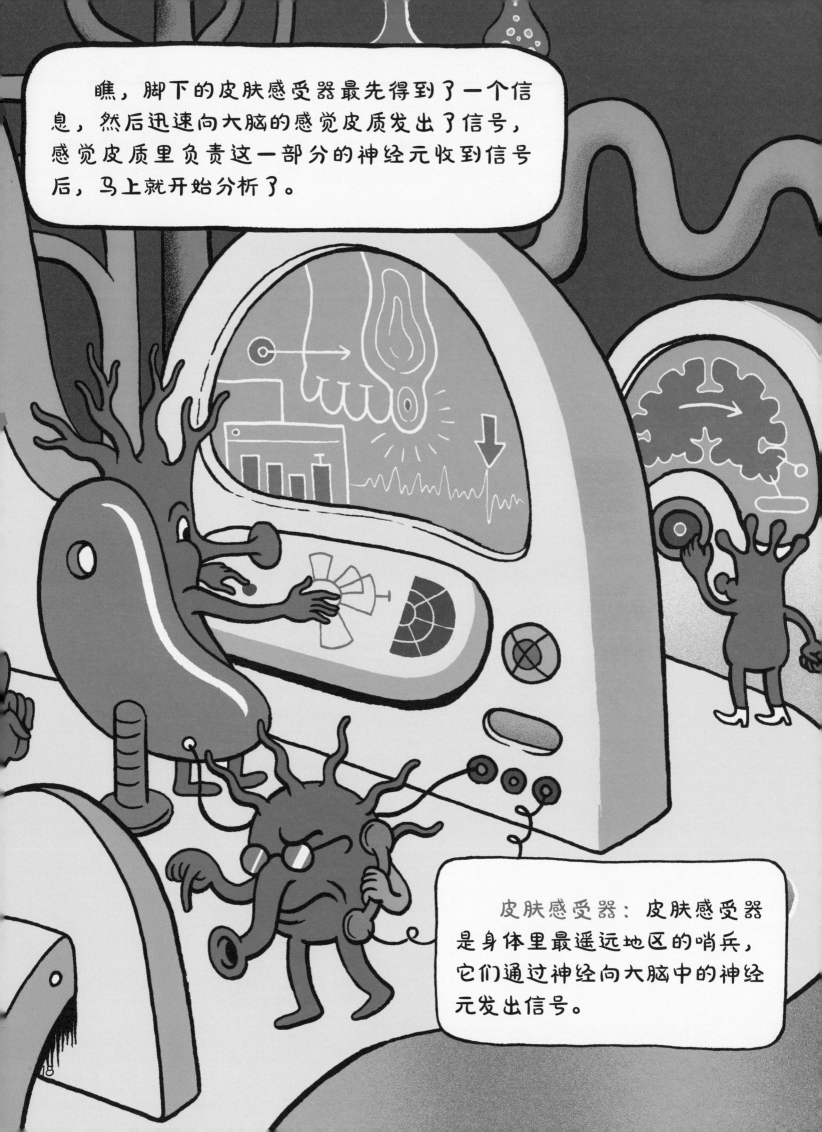

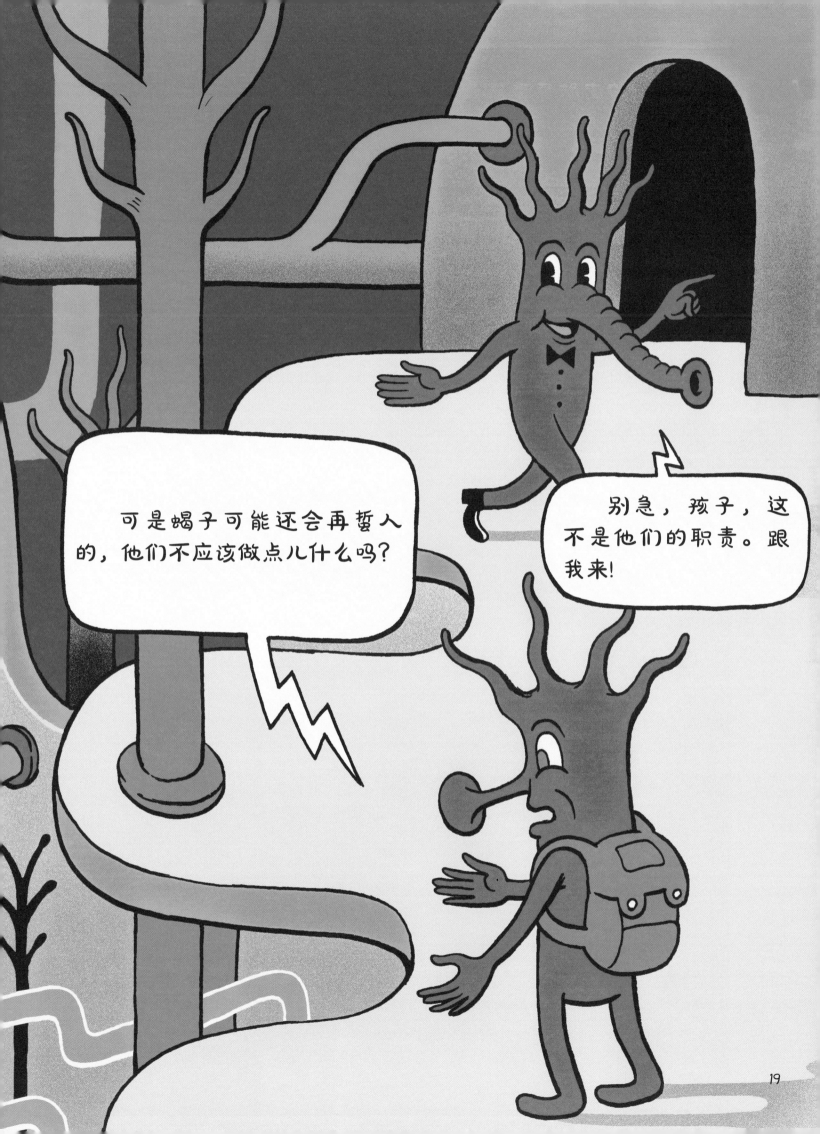

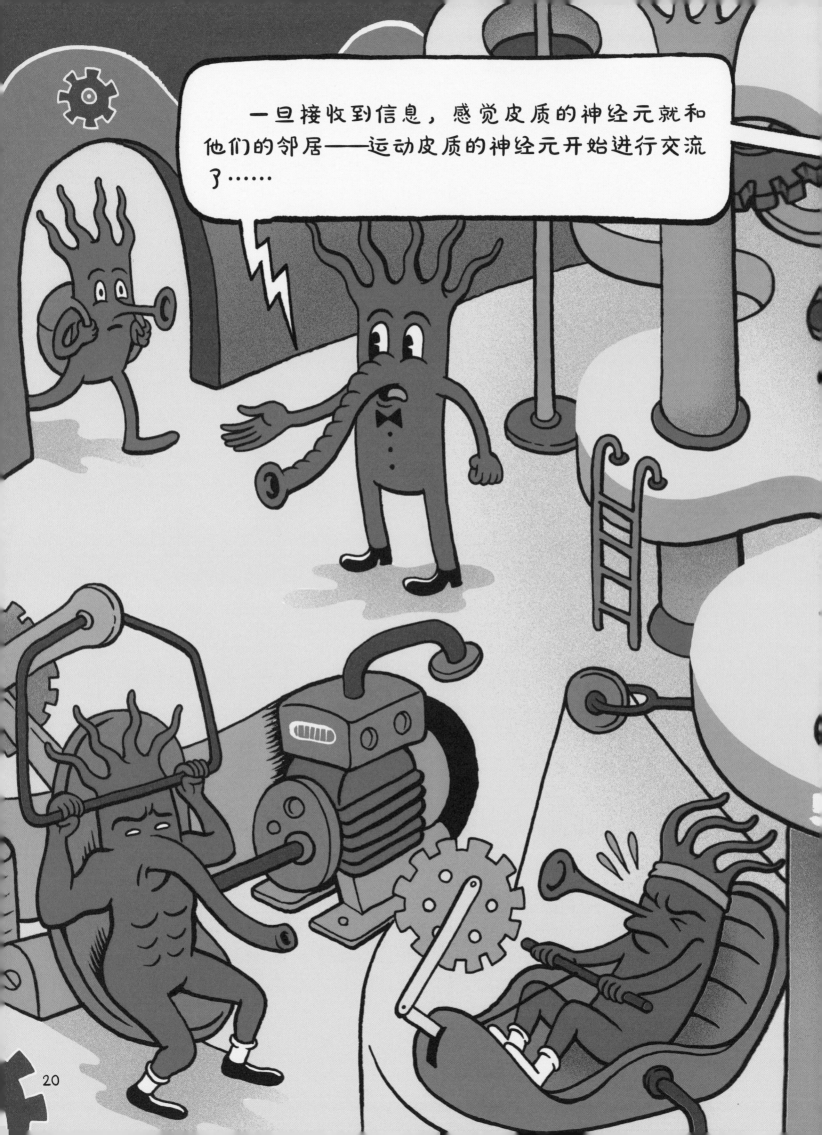

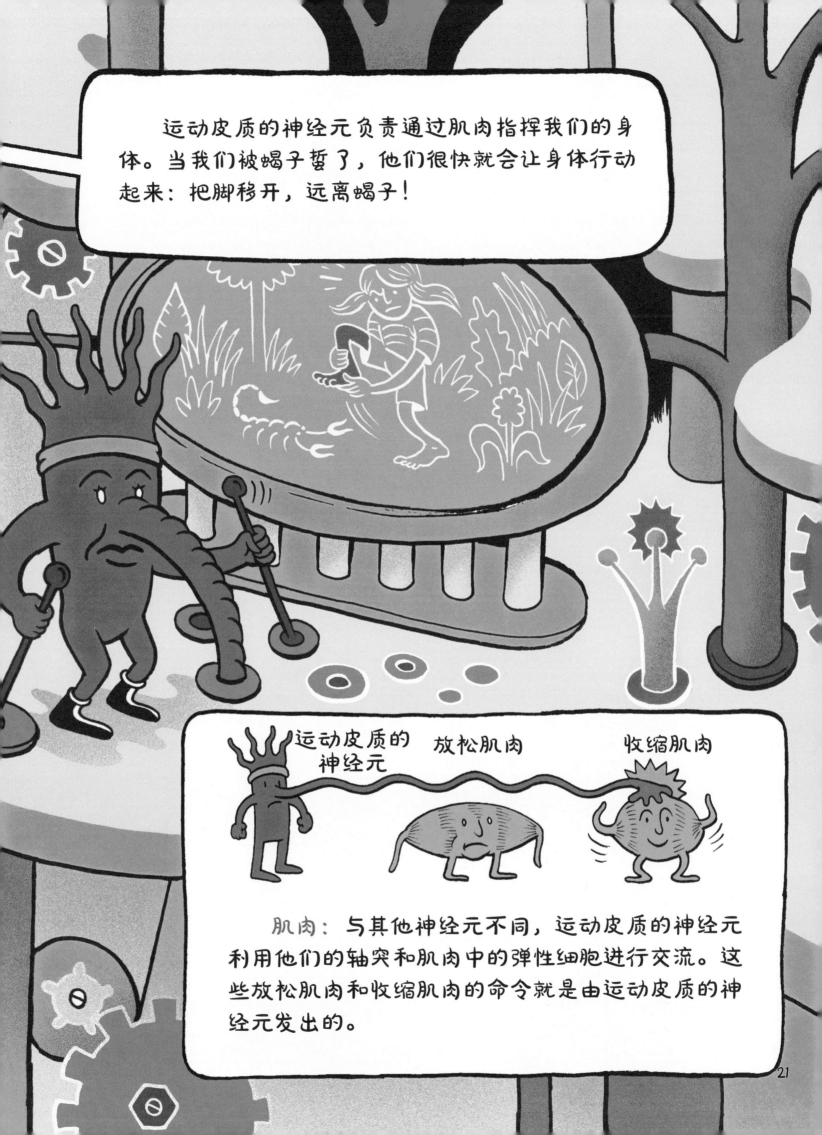

运动皮质的神经元负责通过肌肉指挥我们的身体。当我们被蝎子蜇了，他们很快就会让身体行动起来：把脚移开，远离蝎子！

运动皮质的神经元　　放松肌肉　　收缩肌肉

肌肉：与其他神经元不同，运动皮质的神经元利用他们的轴突和肌肉中的弹性细胞进行交流。这些放松肌肉和收缩肌肉的命令就是由运动皮质的神经元发出的。

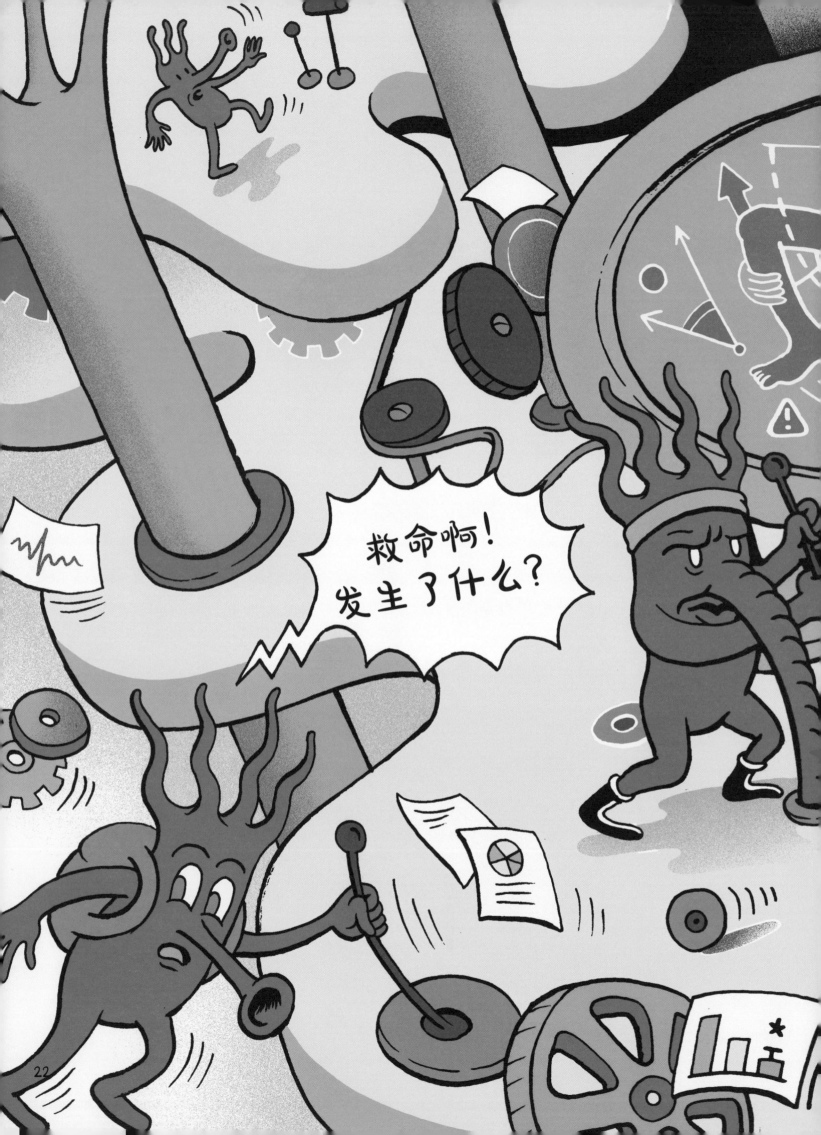

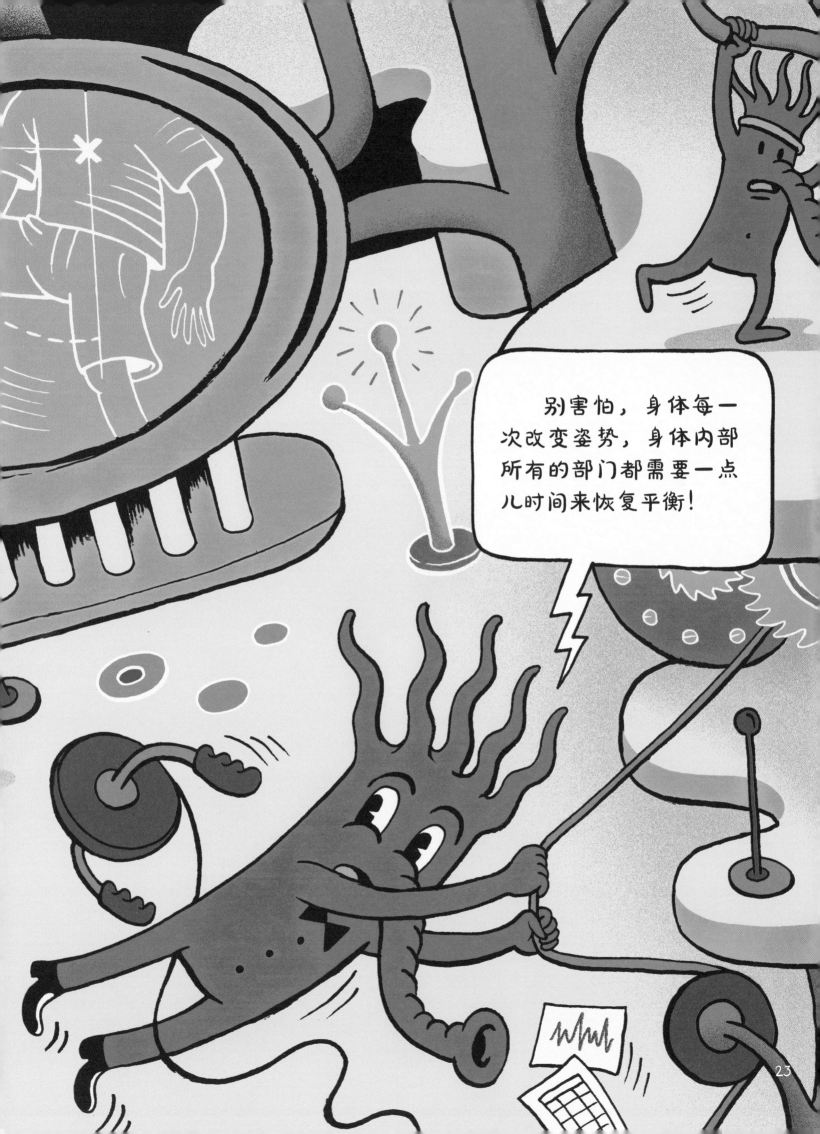

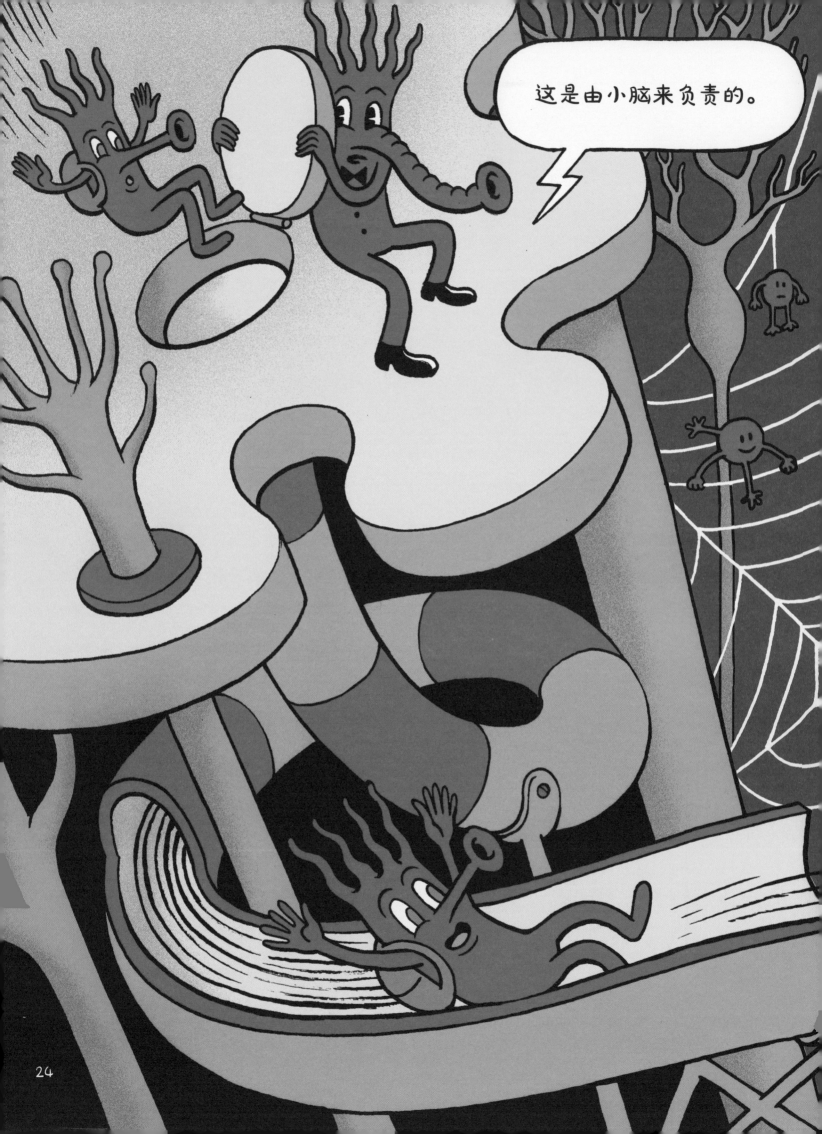

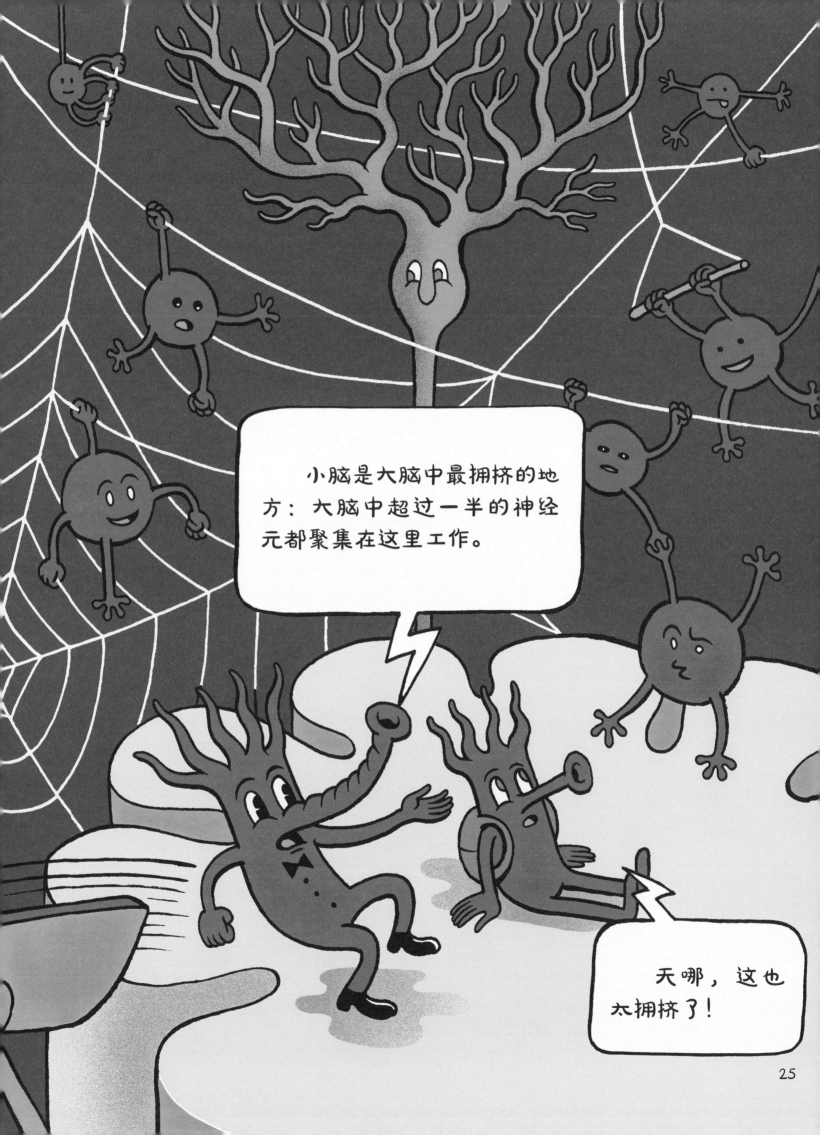

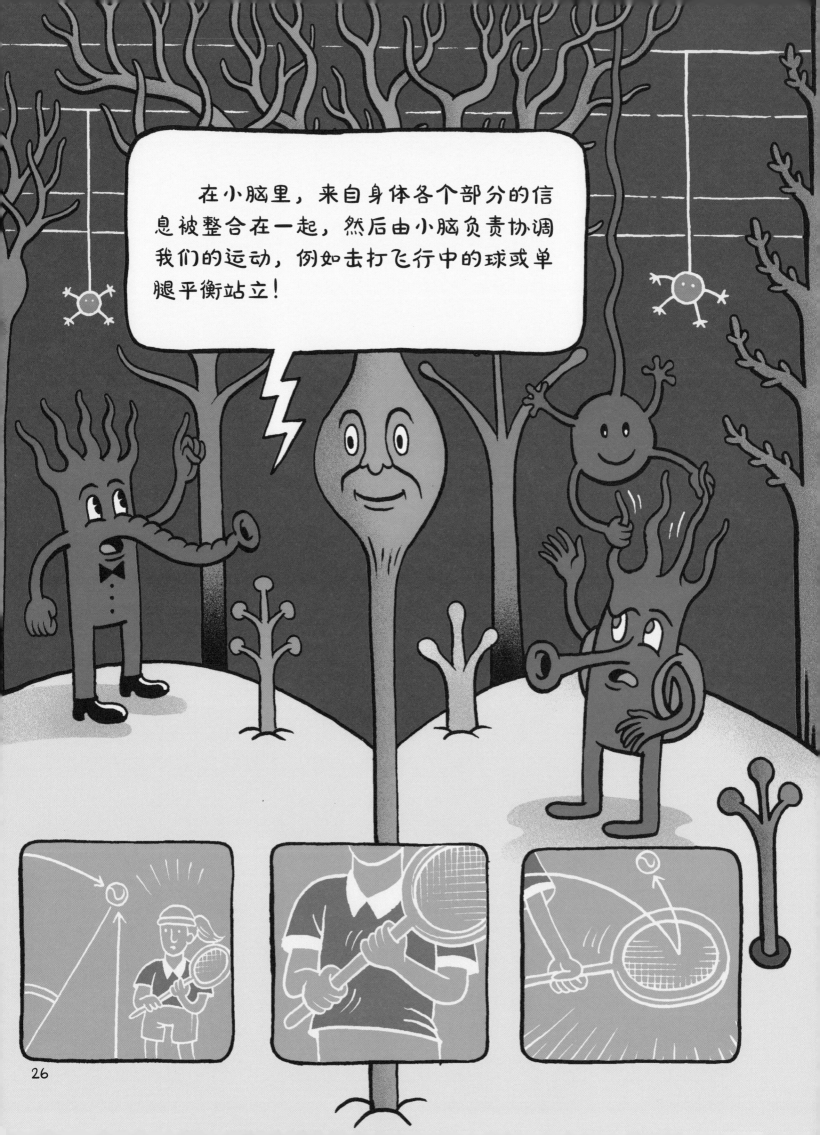

在小脑里，来自身体各个部分的信息被整合在一起，然后由小脑负责协调我们的运动，例如击打飞行中的球或单腿平衡站立！

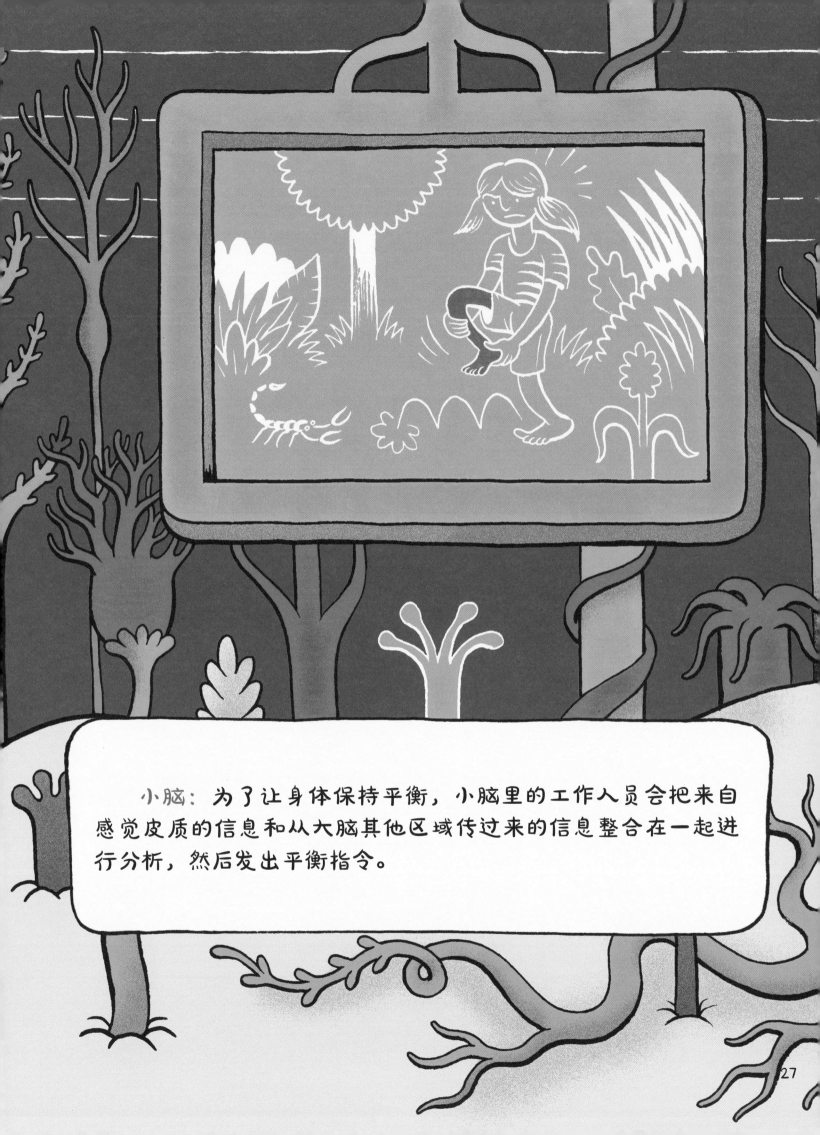

小脑：为了让身体保持平衡，小脑里的工作人员会把来自感觉皮质的信息和从大脑其他区域传过来的信息整合在一起进行分析，然后发出平衡指令。

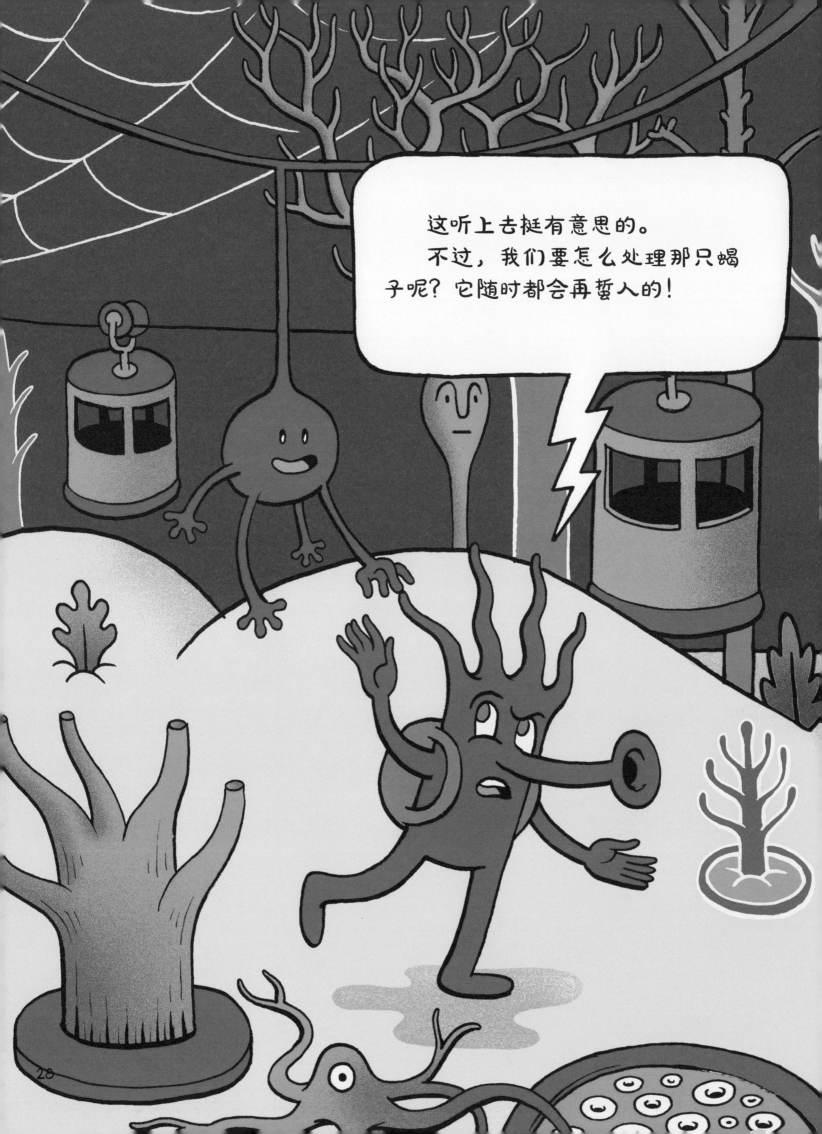

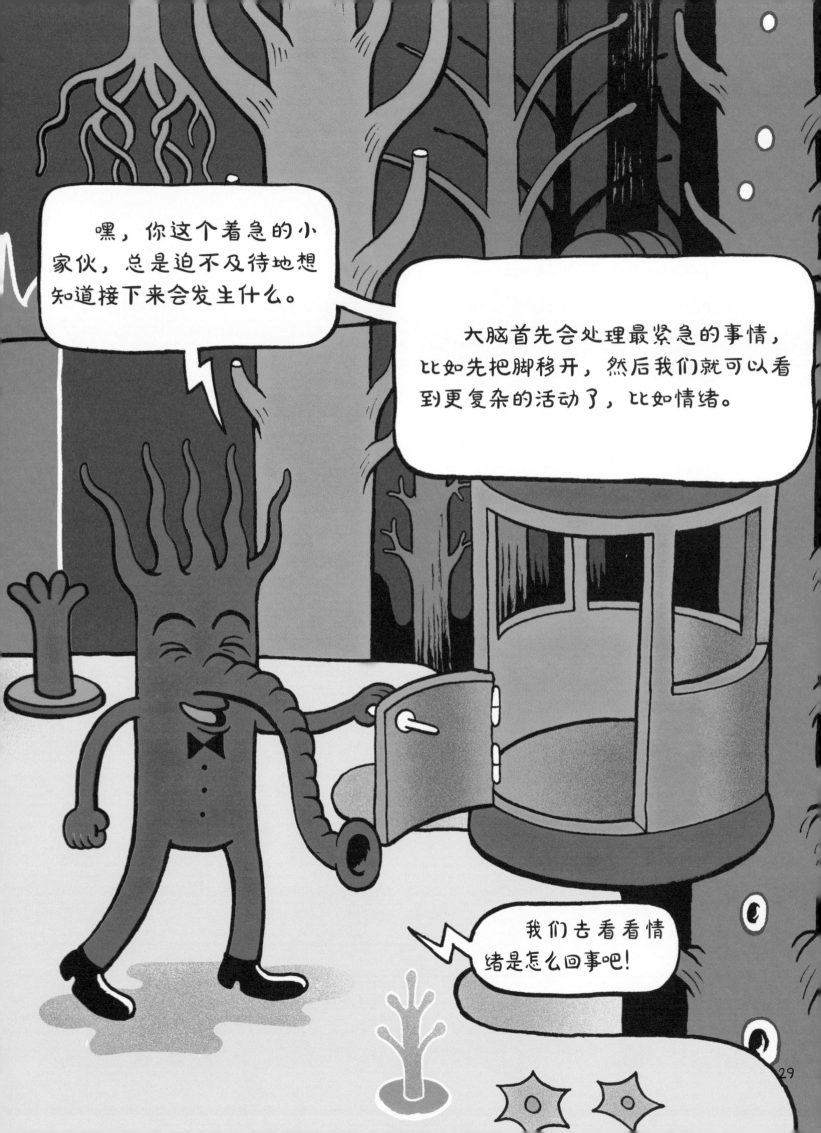

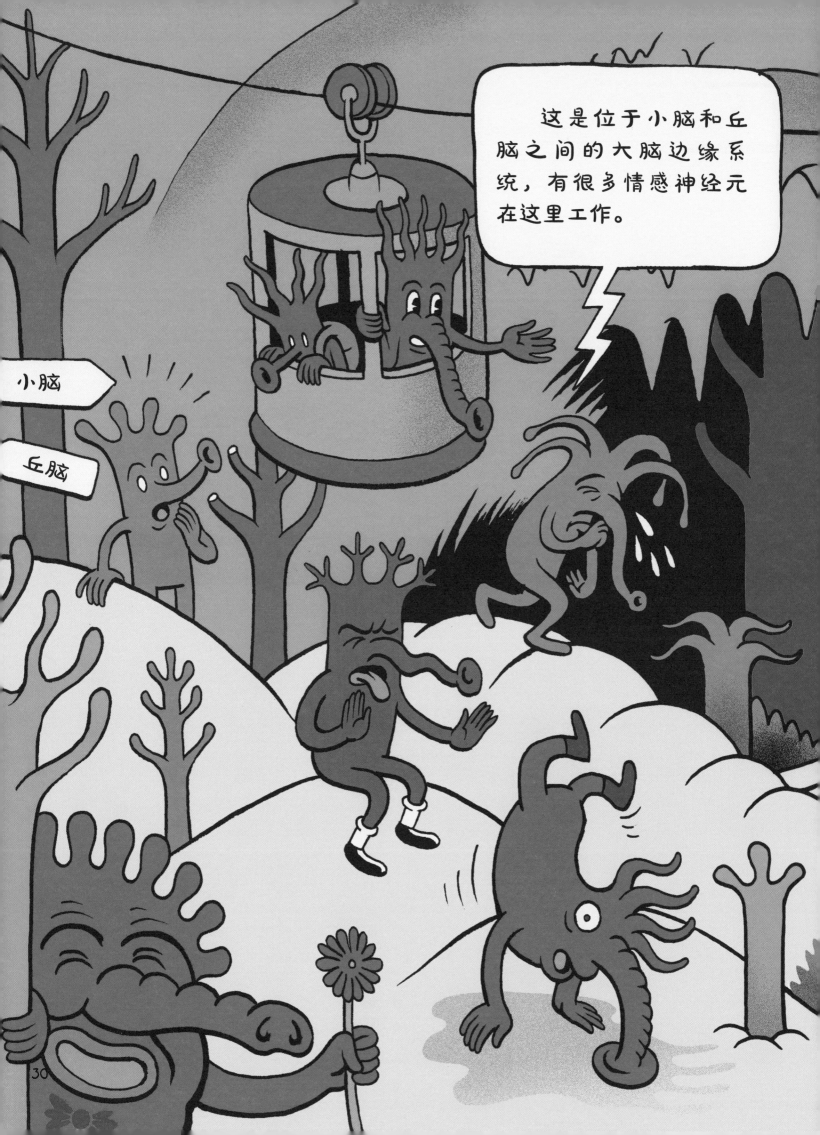

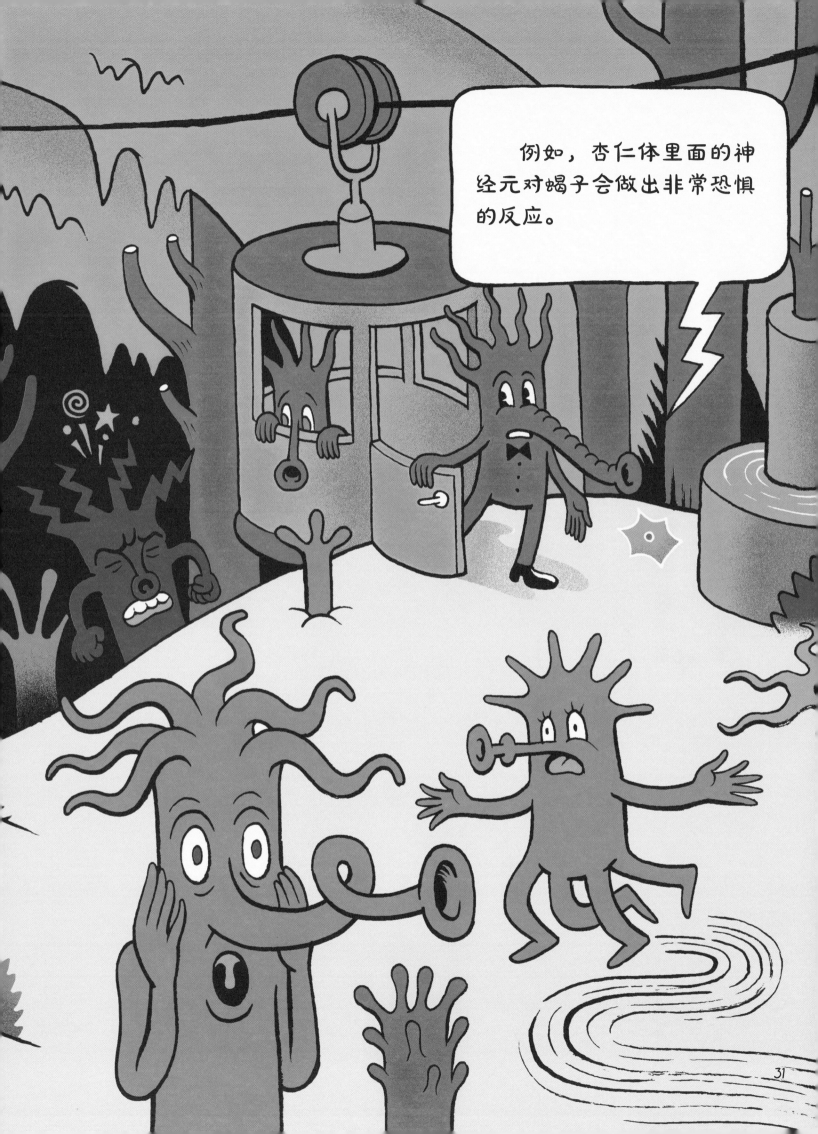

例如，杏仁体里面的神经元对蝎子会做出非常恐惧的反应。

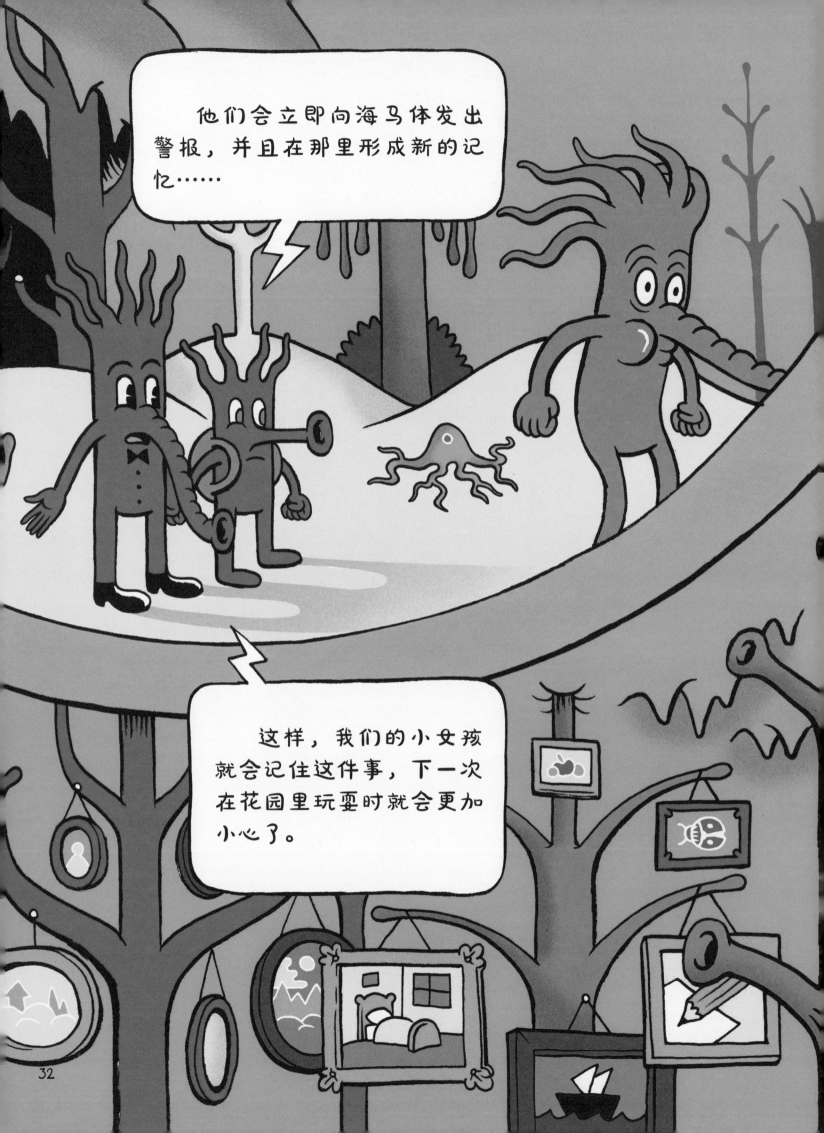

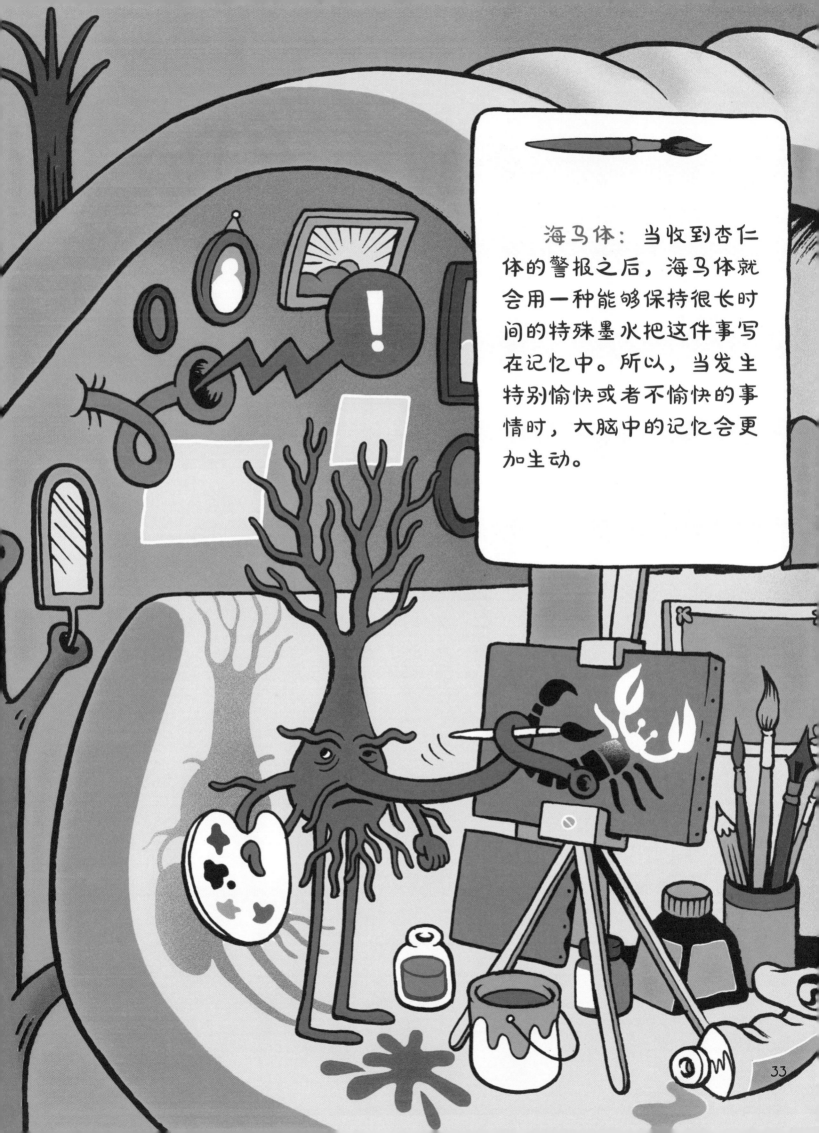

海马体：当收到杏仁体的警报之后，海马体就会用一种能够保持很长时间的特殊墨水把这件事写在记忆中。所以，当发生特别愉快或者不愉快的事情时，大脑中的记忆会更加生动。

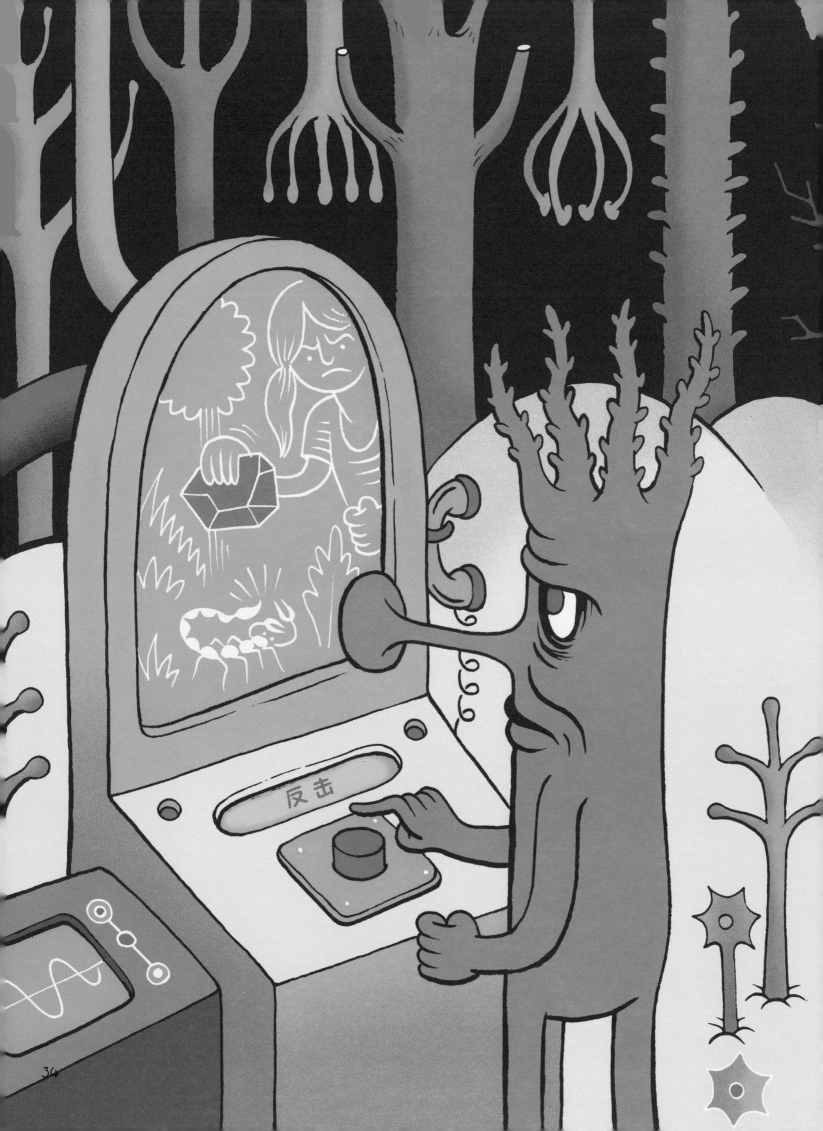

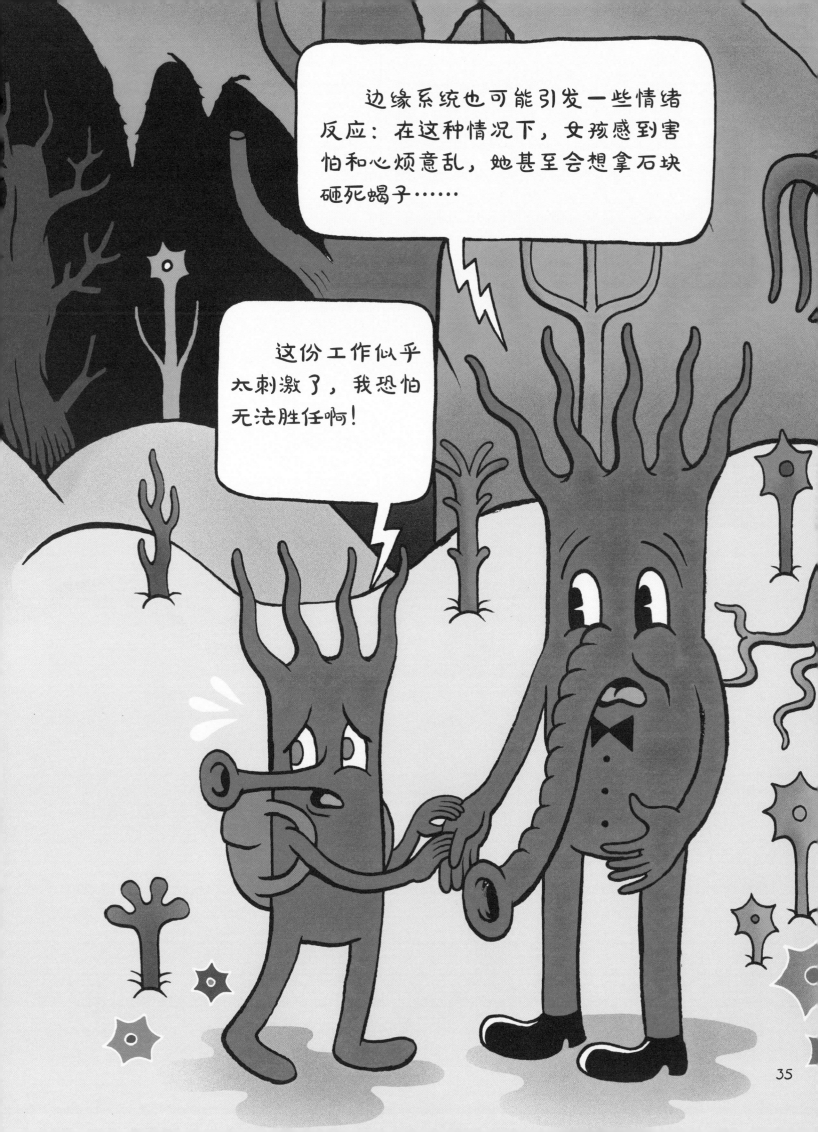

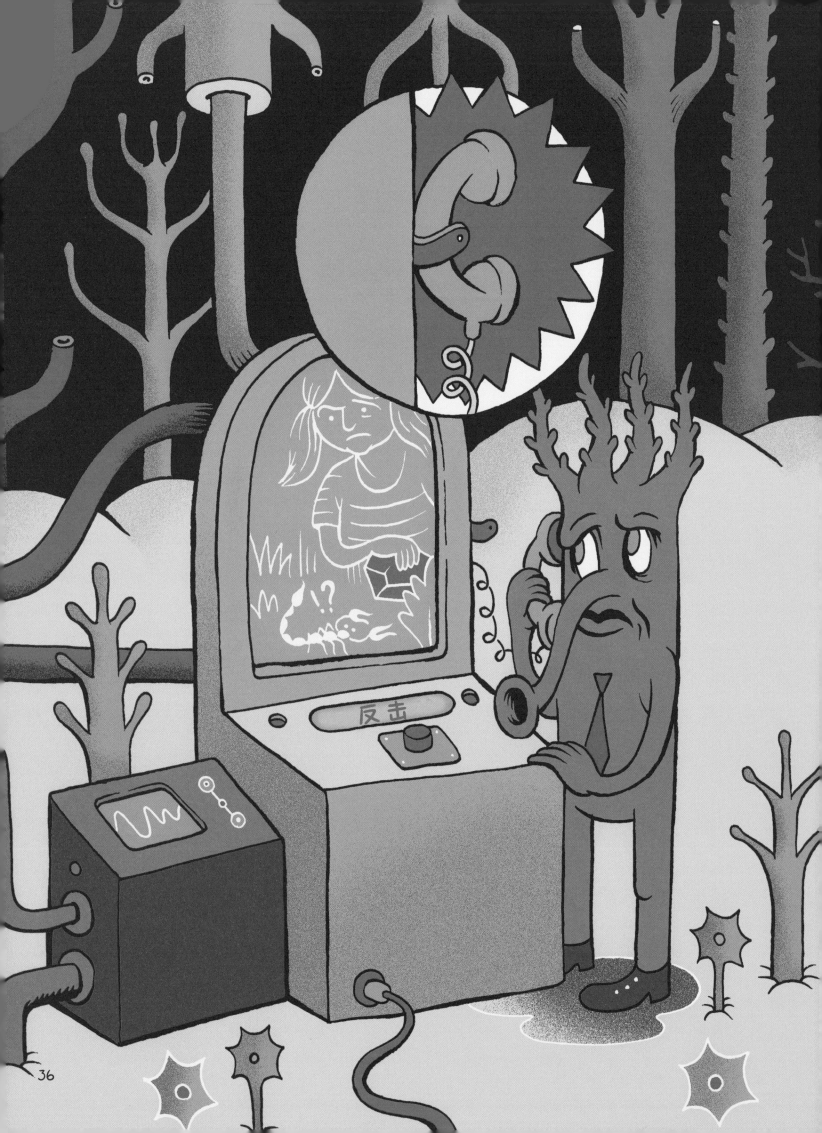

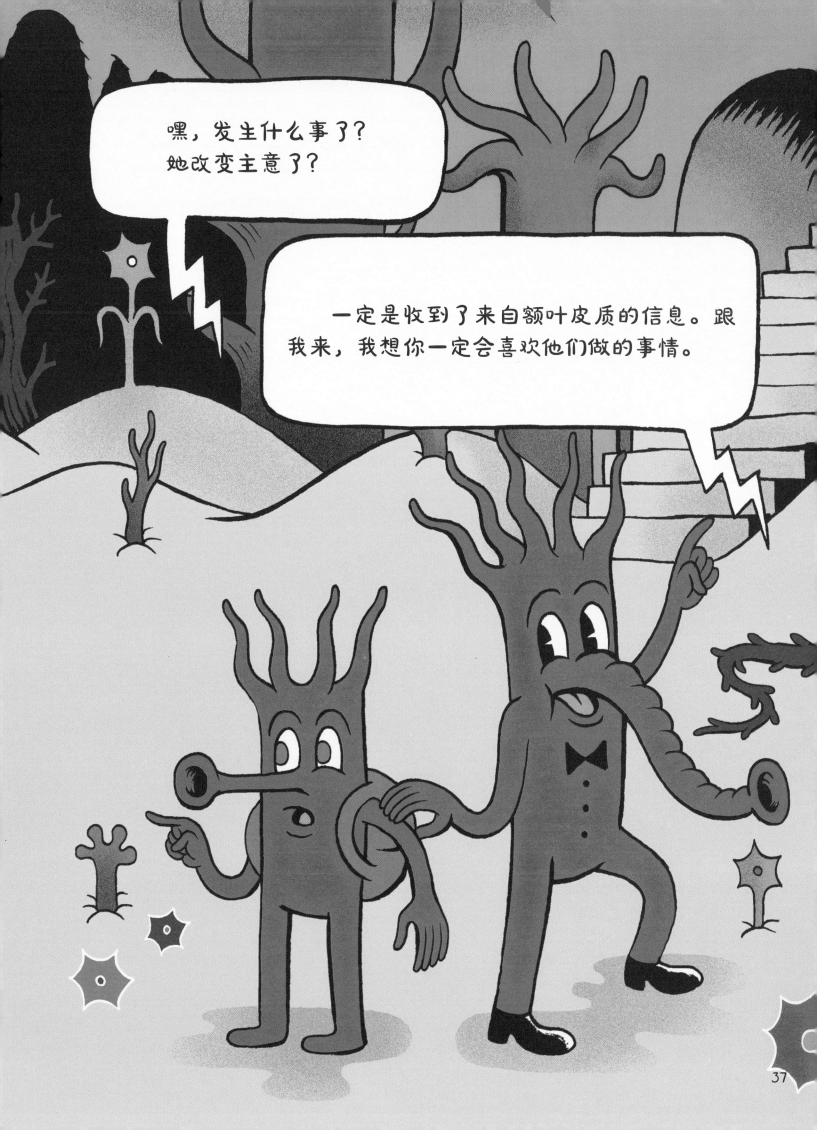

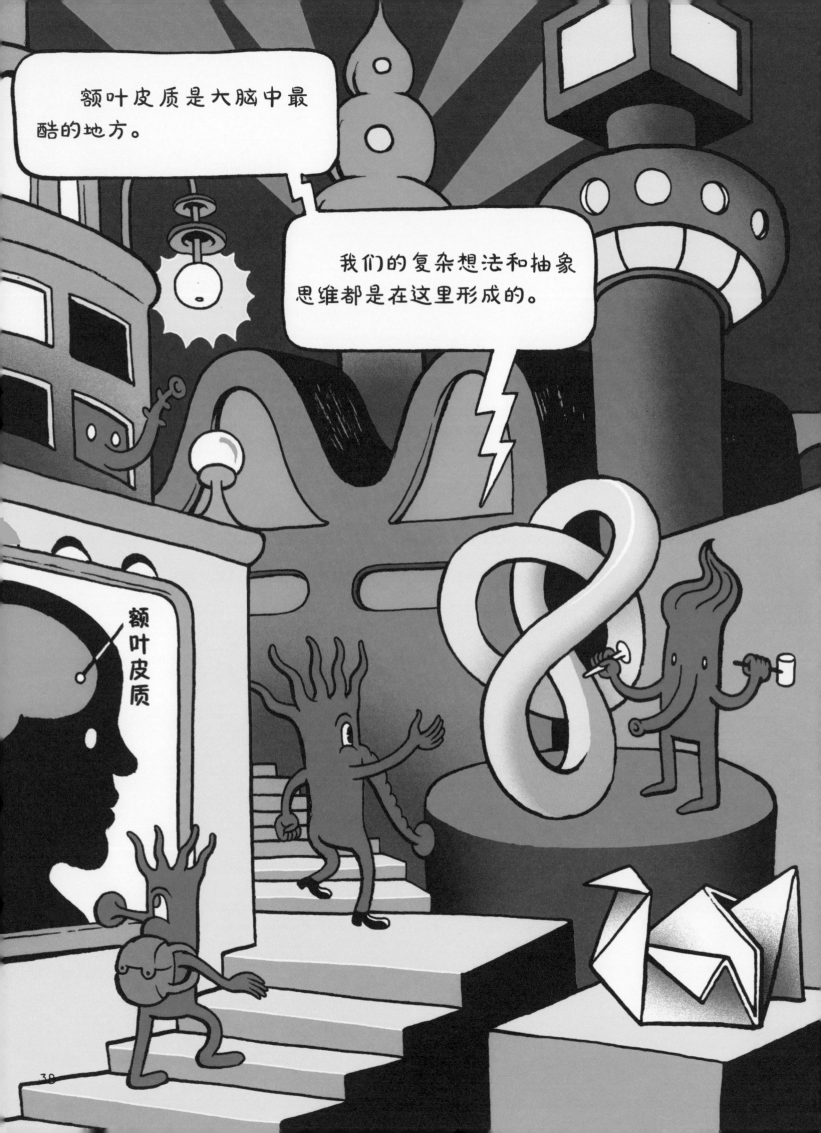

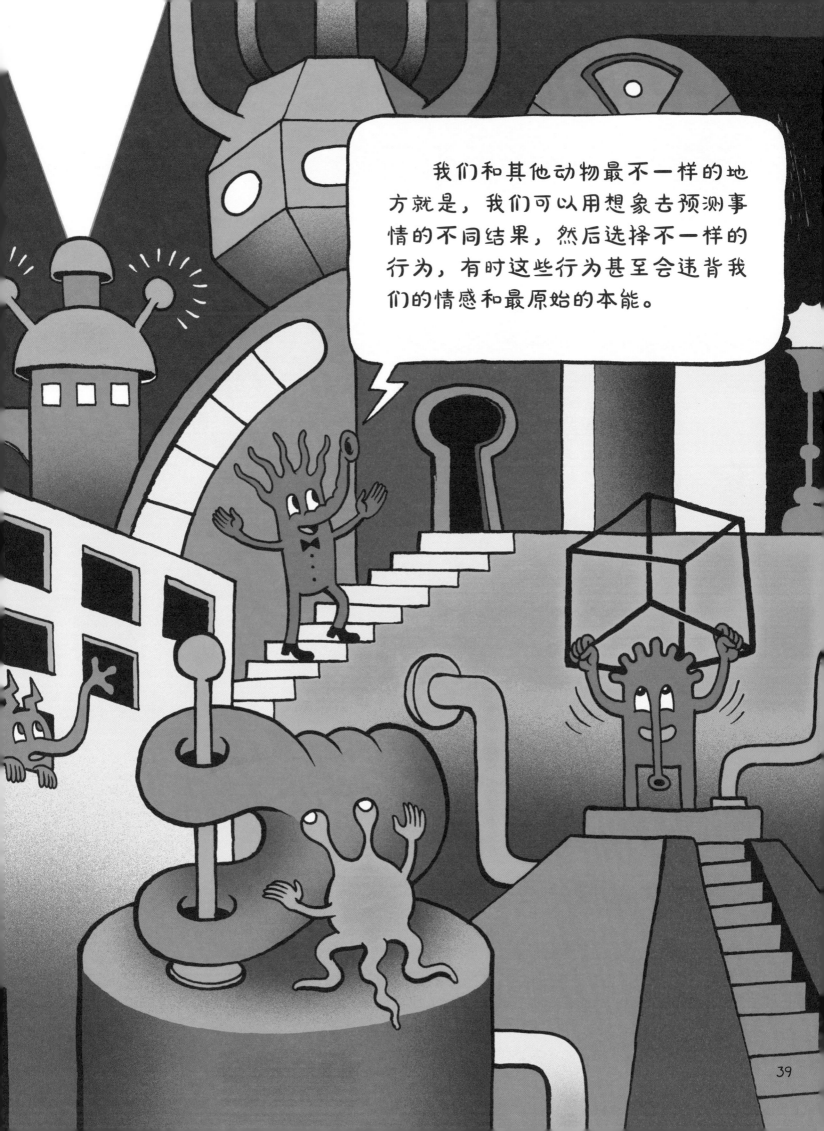

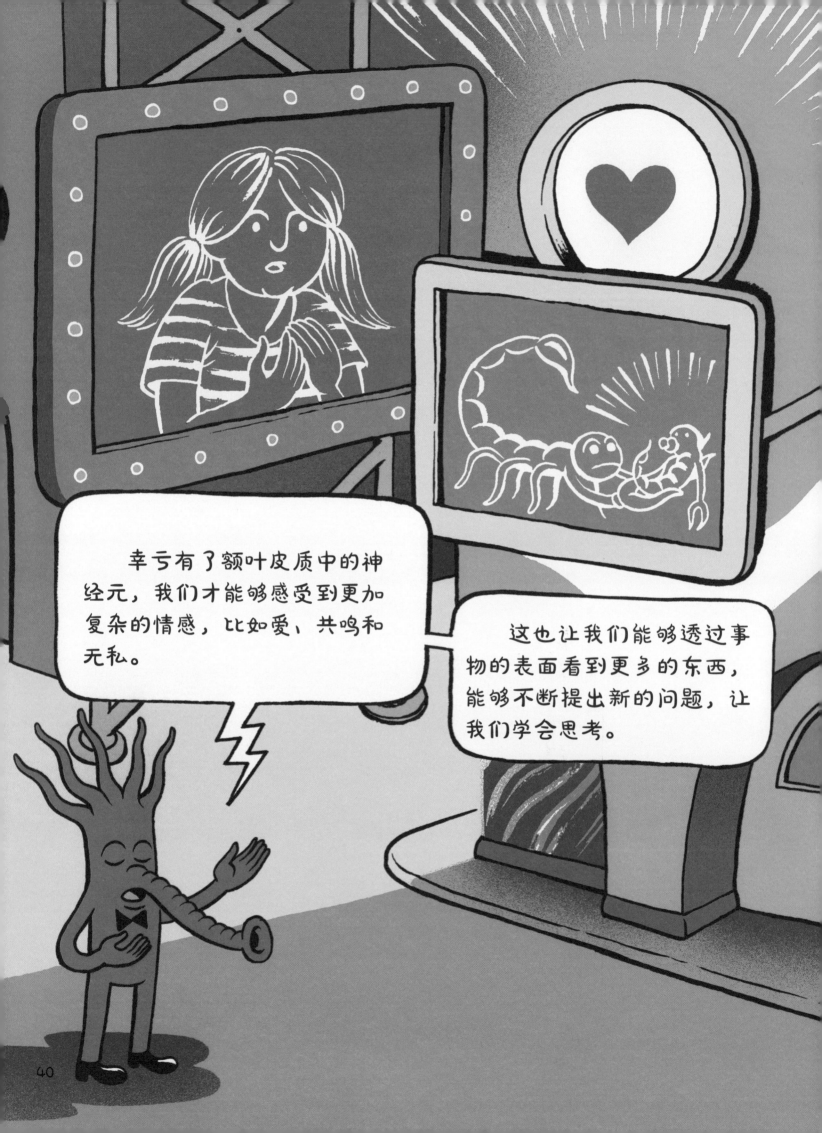

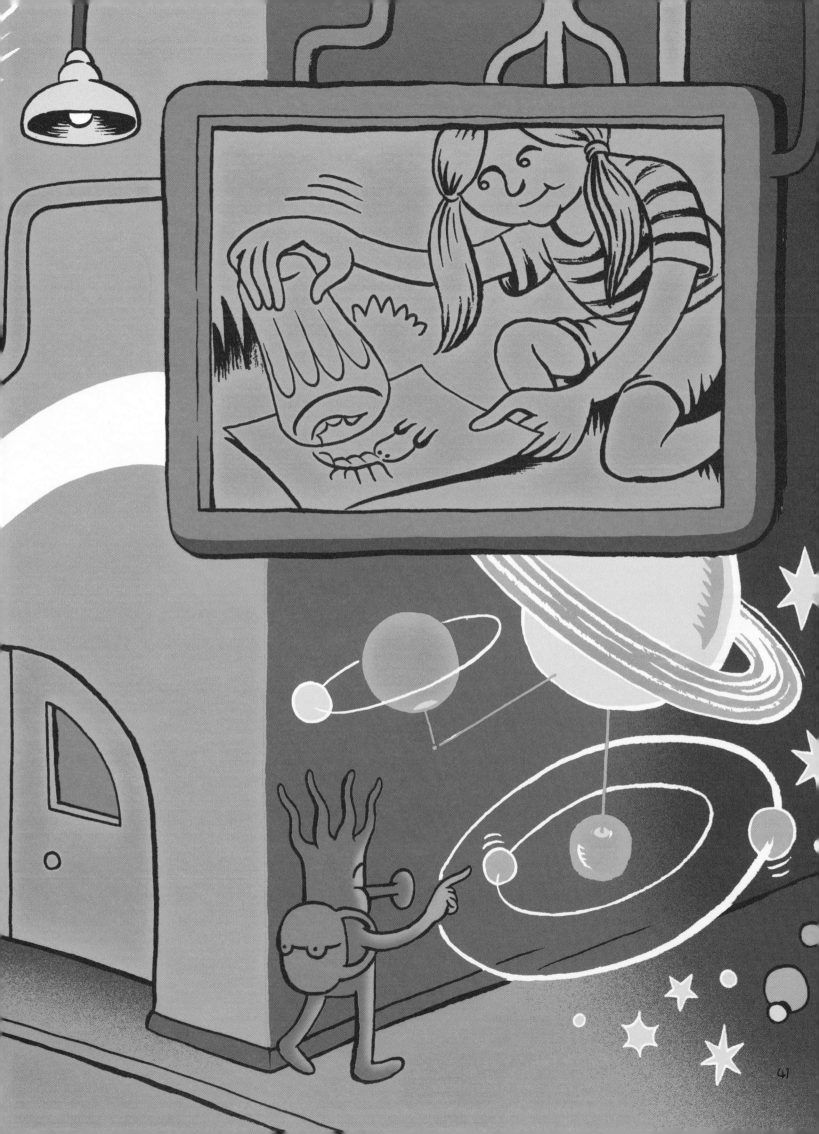

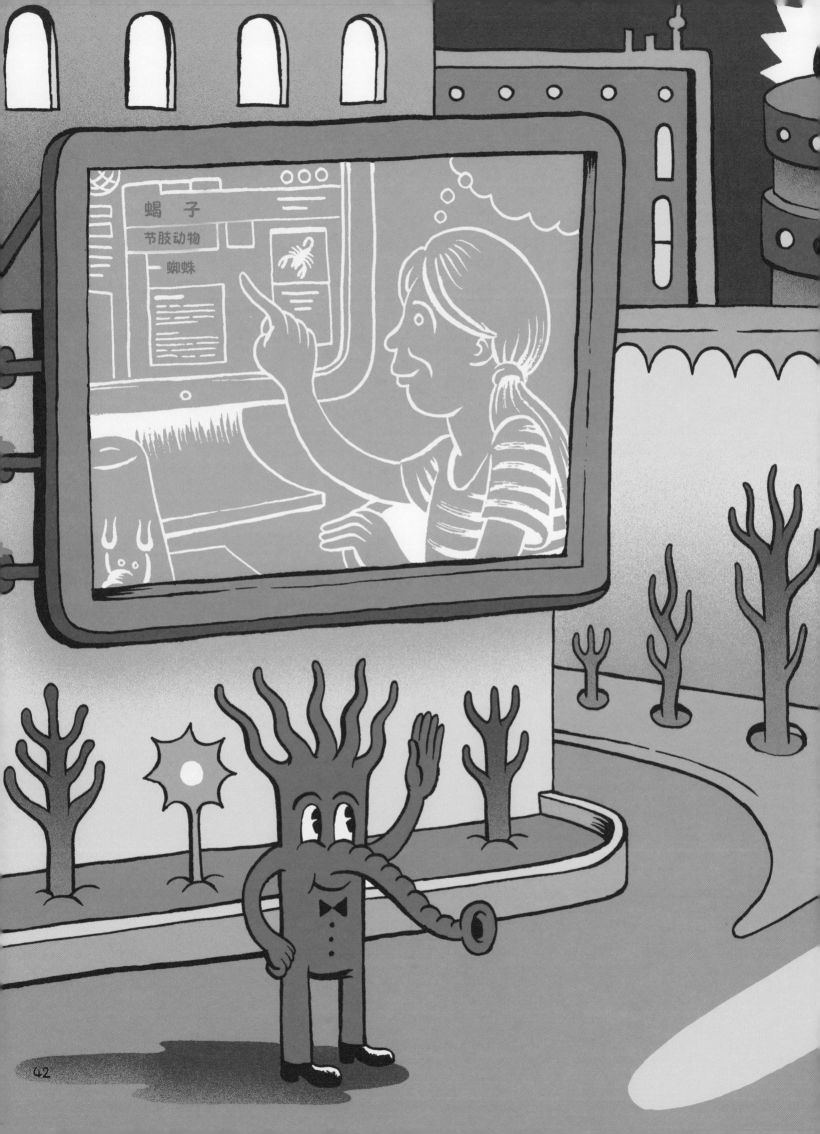

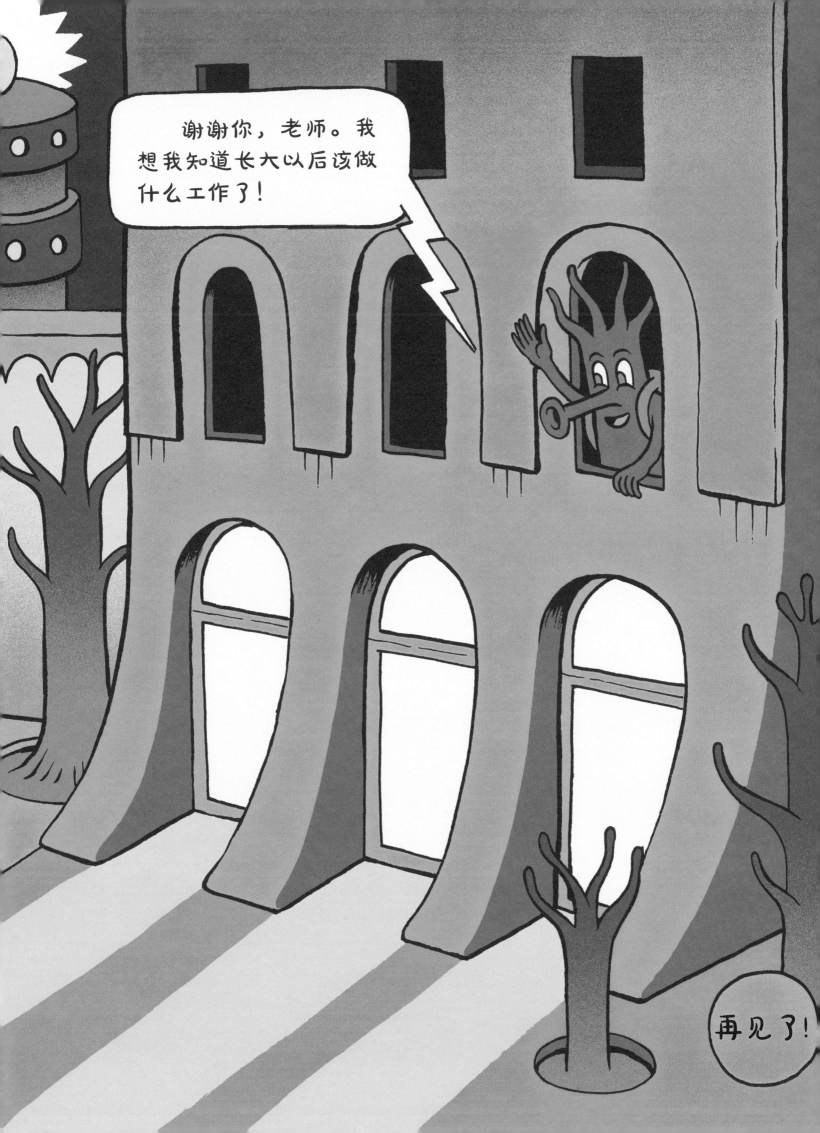

神经系统

　　它是身体的通信网络，分为中枢神经系统（大脑和脊髓）和周围神经系统（神经）。它是由一千亿个相互连接的神经元组成的。每一秒钟，它们都在收集、解释和传递海量的信息。

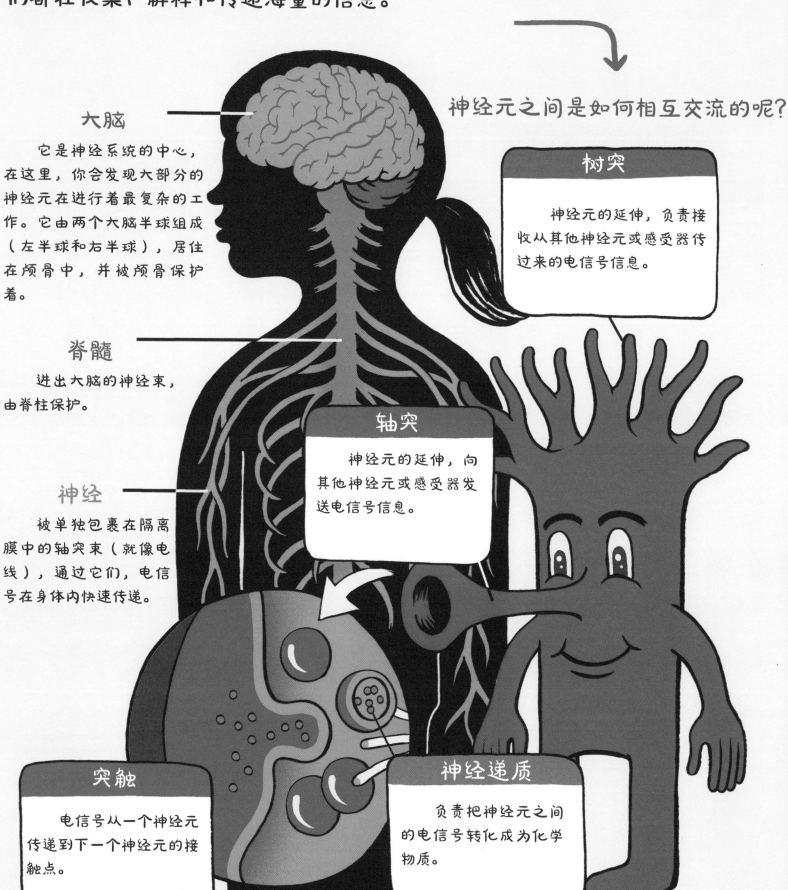

神经元之间是如何相互交流的呢？

**大脑**

　　它是神经系统的中心，在这里，你会发现大部分的神经元在进行着最复杂的工作。它由两个大脑半球组成（左半球和右半球），居住在颅骨中，并被颅骨保护着。

**脊髓**

　　进出大脑的神经束，由脊柱保护。

**神经**

　　被单独包裹在隔离膜中的轴突束（就像电线），通过它们，电信号在身体内快速传递。

**树突**

　　神经元的延伸，负责接收从其他神经元或感受器传过来的电信号信息。

**轴突**

　　神经元的延伸，向其他神经元或感受器发送电信号信息。

**突触**

　　电信号从一个神经元传递到下一个神经元的接触点。

**神经递质**

　　负责把神经元之间的电信号转化成为化学物质。

# 大脑

## 1.丘脑

大脑的中心，接收并组织来自脊髓的信息。

## 2.皮质

大脑的外层部分，也叫灰质，负责执行一些特别复杂的指令。

边缘系统

运动皮质

感觉皮质

皮质前缘

## 4.杏仁体

边缘系统的一部分，负责情绪，比如愤怒和恐惧等。

中枢神经

## 3.小脑

负责运动协调和身体平衡的区域。

## 5.海马体

负责储存新的记忆和回忆起旧记忆的区域。